健康ライブラリー　イラスト版

自閉症スペクトラムがよくわかる本

信州大学医学部
子どものこころの発達医学教室教授
本田秀夫 監修

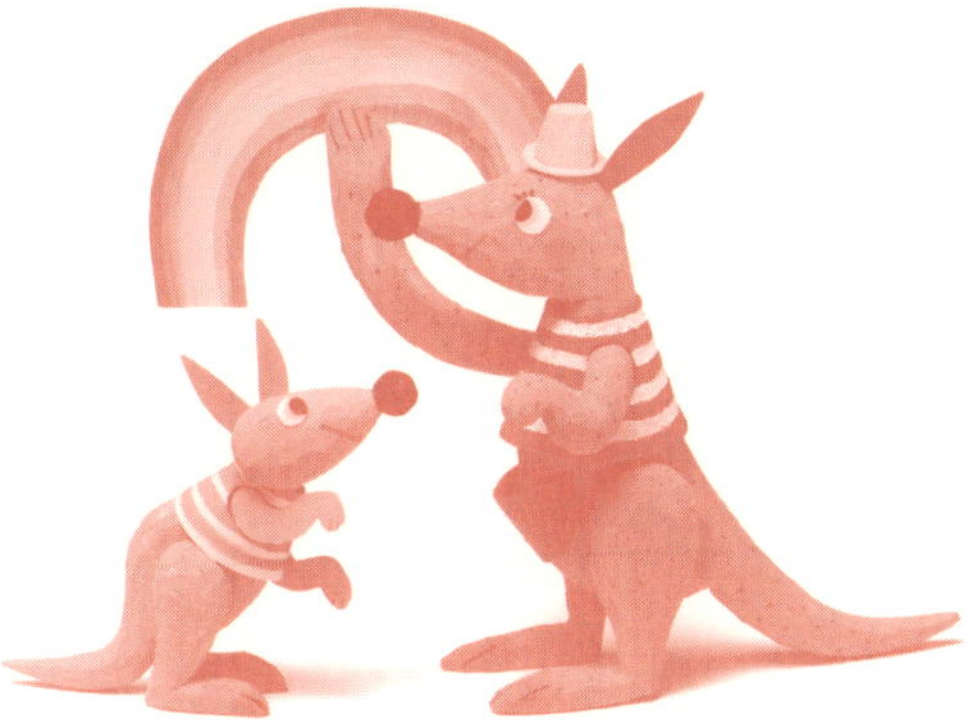

講談社

まえがき

自閉症やその仲間のことを「自閉症スペクトラム」と呼ぶことが増えてきました。スペクトラムとは、集合体のこと。自閉症の仲間を、ひとまとまりの集合体として考えることが多くなってきているのです。

自閉症の仲間には、知的障害をともなう自閉症、高機能自閉症、アスペルガー症候群など、さまざまな種類があります。知的能力や言語の発達などの点で違いはありますが、自閉症の仲間としては共通しているため、それらをまとめて自閉症スペクトラムと呼ぶわけです。

自閉症スペクトラムの主な特徴は「対人関係が苦手」で「こだわりが強い」ことです。この二つや、その他いくつかの特徴が、自閉症の仲間に共通してみられます。

そしてそれらは、病気の症状というよりも、その人に特有の性質（特性）といったほうがよいもの。それ自体が障害になるわけではありません。特性は、生活によい影響をもたらすこともあれば、そうではないこともあります。

特性が生活上の支障となり、そのストレスがつのって不登校やうつ、不安、身体症状などの二次的な問題が起こることを防ぐのが、自閉症スペクトラム対応の基本です。

自閉症スペクトラムの子ども本人とその家族が特性を理解し、その子の悩みがどのように変化していくのか、見通しを立てることが大切です。そうすることで、その子に対する適切な支援がみえてきます。

適切に理解し、支援をすれば、二次的な問題は予防できます。自閉症スペクトラムの子は二次的な問題がなければ、その子なりのやり方で社会参加できるようになります。本書はそのための基礎知識をまとめたものです。自閉症スペクトラムの適切な理解に役立ててもらえることを願っています。

信州大学医学部
子どものこころの発達医学教室教授
本田 秀夫

自閉症スペクトラムがよくわかる本

もくじ

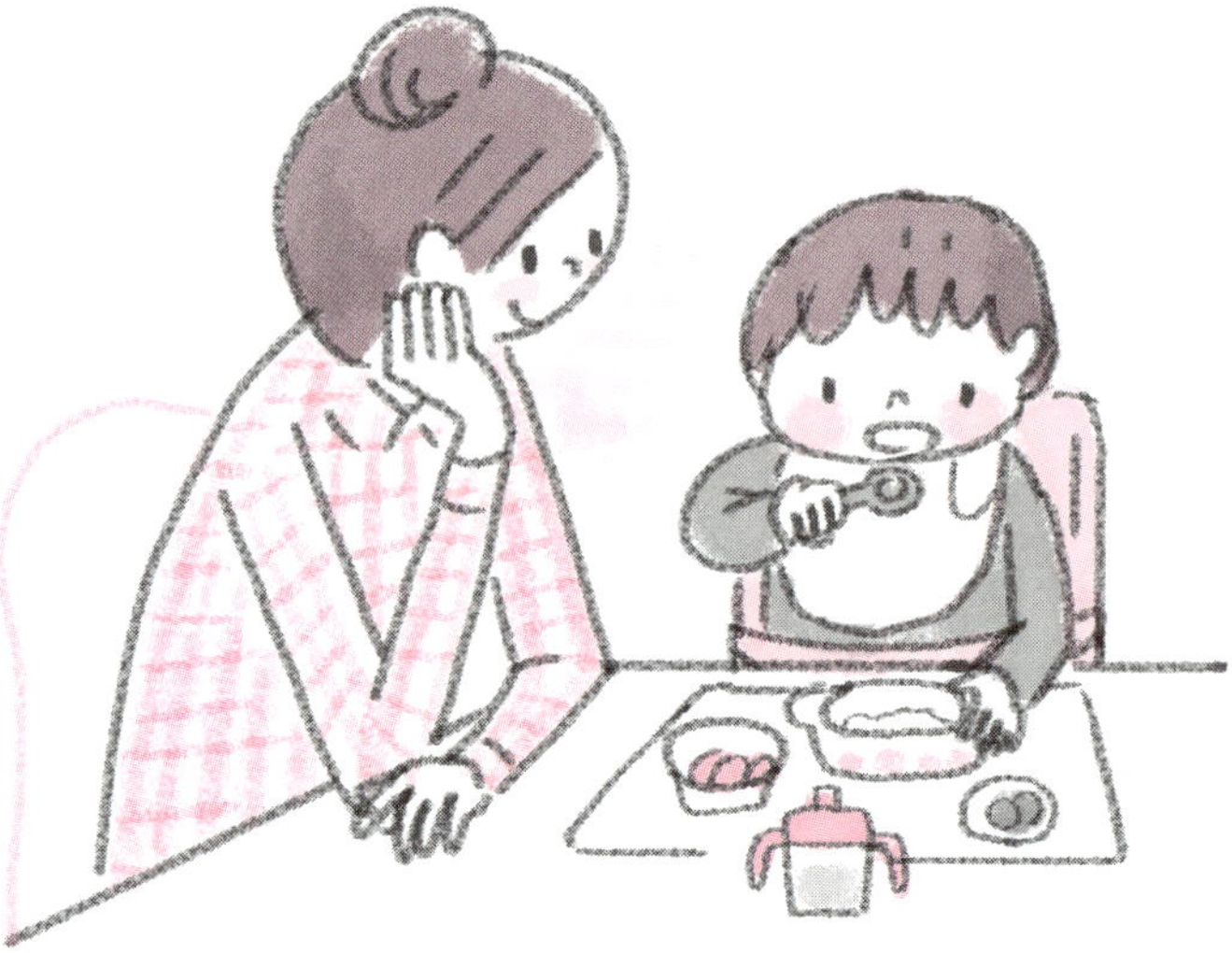

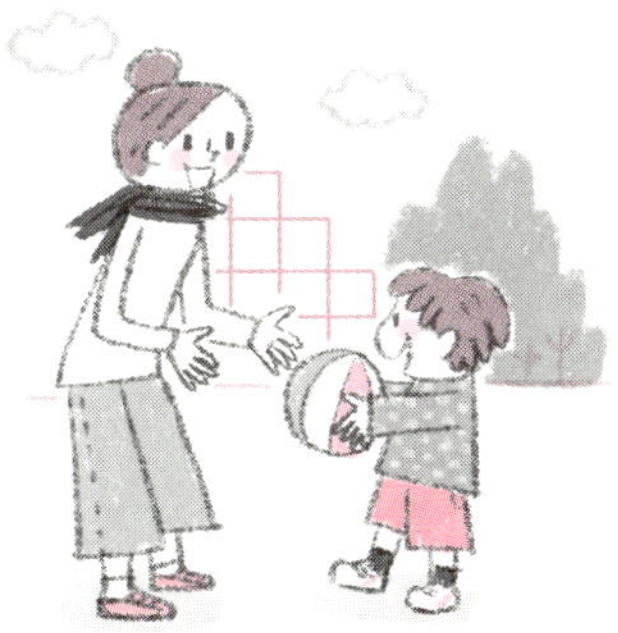

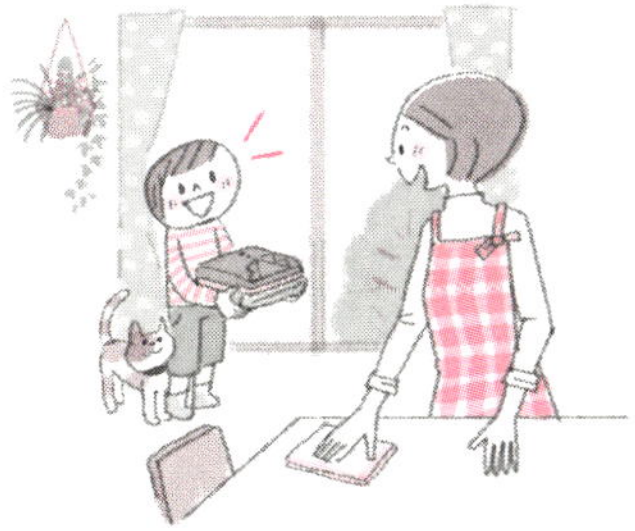

5 生活面では二つのスキルを身につけたい …… 71

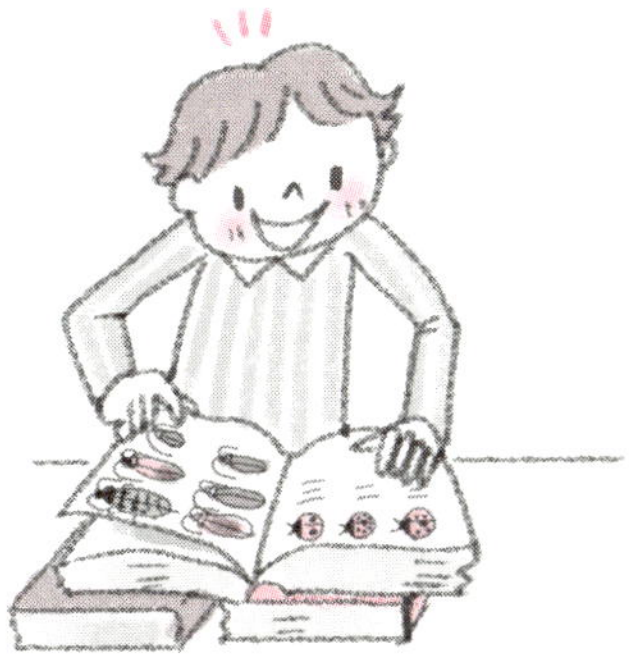

自閉症スペクトラムとは

なぜ自閉症に「スペクトラム」がつくようになったのか

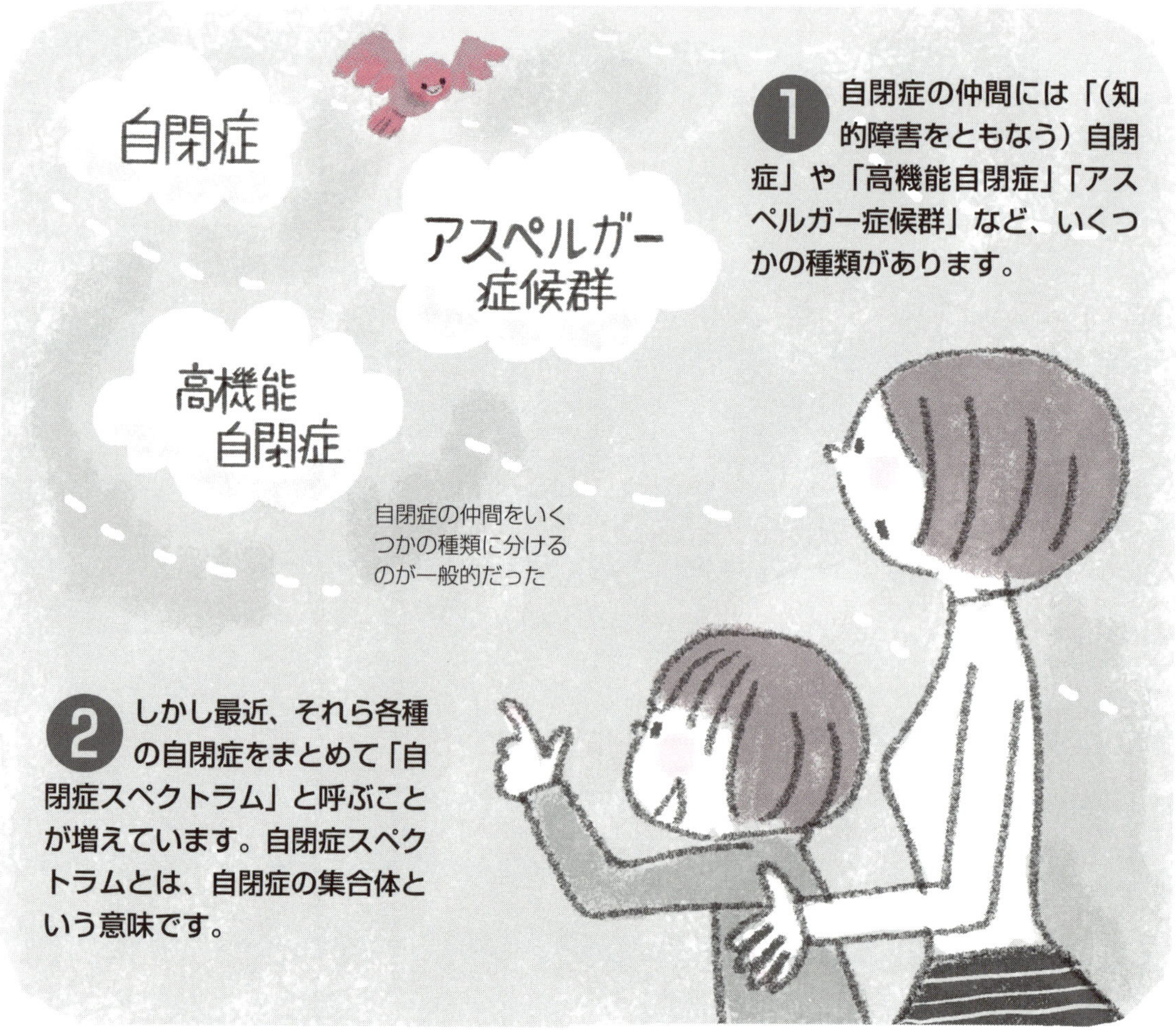
自閉症
アスペルガー症候群
高機能自閉症
自閉症の仲間をいくつかの種類に分けるのが一般的だった

1 自閉症の仲間には「(知的障害をともなう) 自閉症」や「高機能自閉症」「アスペルガー症候群」など、いくつかの種類があります。

2 しかし最近、それら各種の自閉症をまとめて「自閉症スペクトラム」と呼ぶことが増えています。自閉症スペクトラムとは、自閉症の集合体という意味です。

3 いくつかの種類に分かれていても、対人関係の難しさやこだわりなど自閉症の特徴をもつことは共通しているため、ひとつの集合体として対応しようと考えられるようになってきたのです。

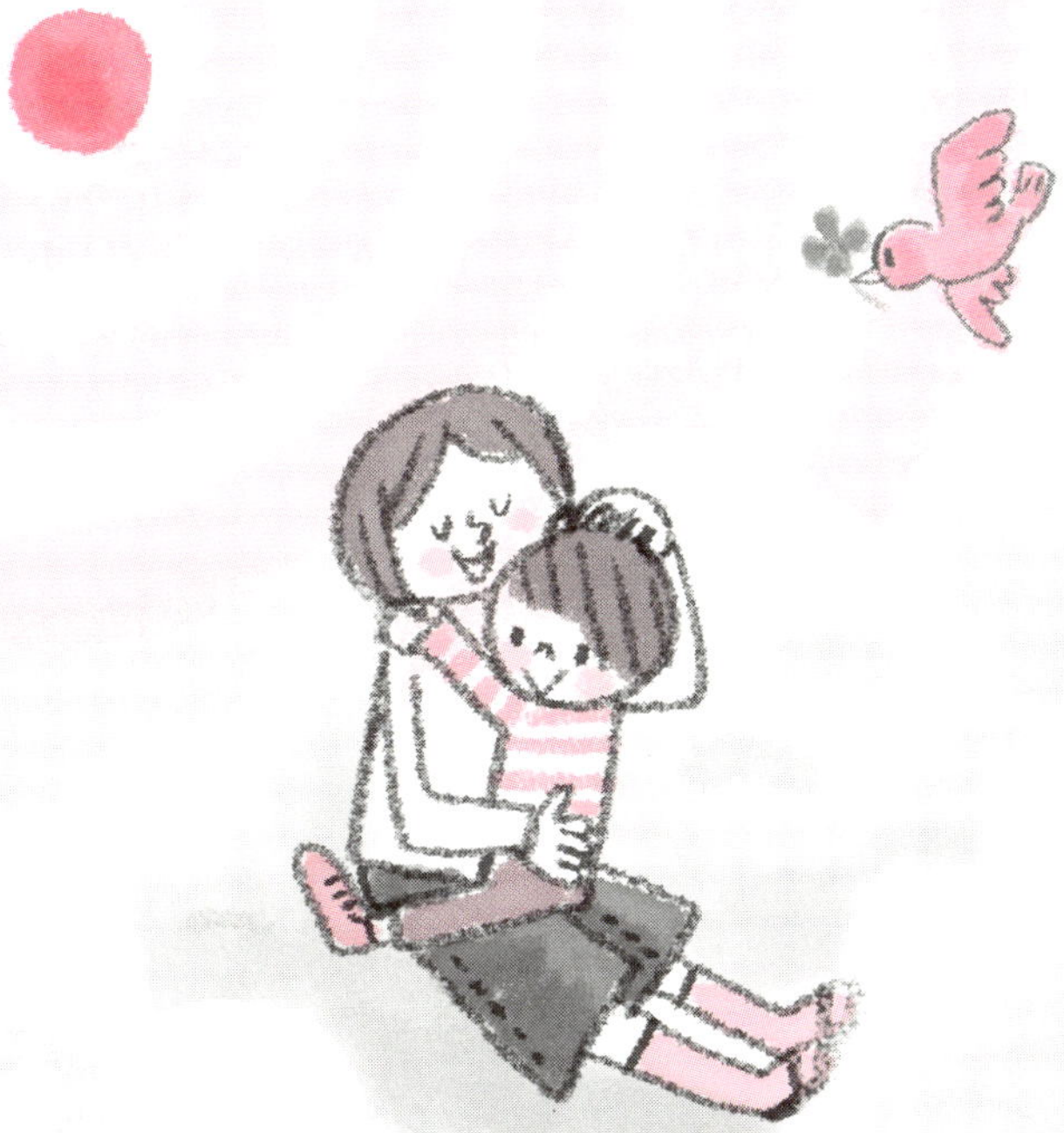

最近は自閉症スペクトラムという大きな集合体で考えるようになった

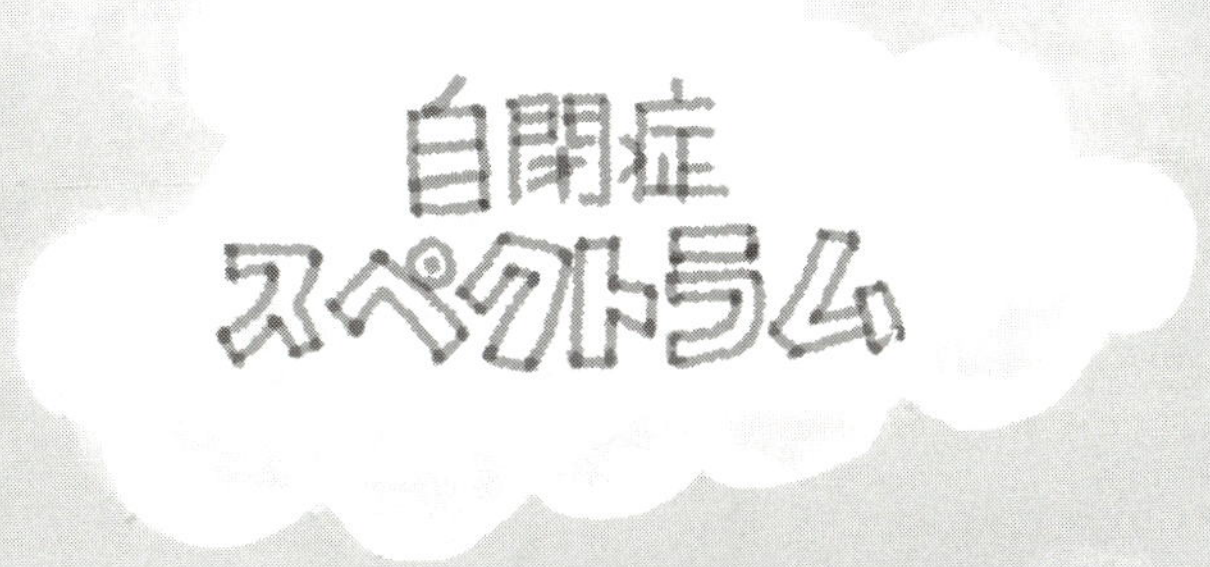

4 国際的な診断分類のひとつ、DSMでも自閉症を集合体として考えることが正式に採用されました。今後はこの考え方が、一般的になるでしょう。

※DSMの記載は「Autism Spectrum Disorder」。日本では日本精神神経学会が「自閉スペクトラム症／自閉症スペクトラム障害」という訳を発表している。一般的には「自閉症スペクトラム」とも呼ばれる。くわしくは17ページ参照。

5 これからは、自閉症スペクトラムという集合体に一定の対応をしながら、従来の区分にそった細かな調整もとり入れることが、一般的になるでしょう。

「自律スキル」を身につけよう

（76ページ参照）

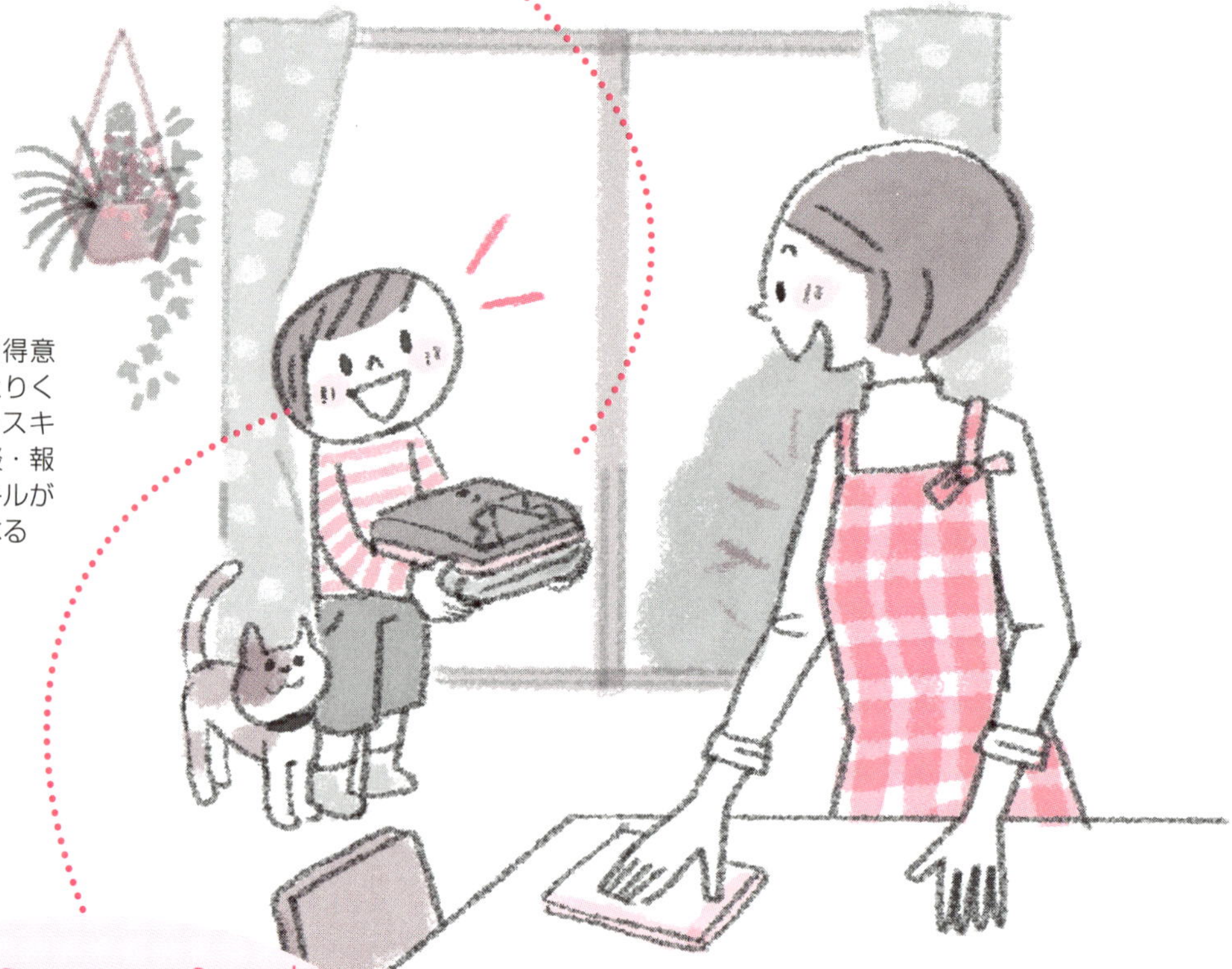

「自律スキル」で得意な家事や作業にとりくみ、「ソーシャルスキル」で家族に相談・報告。この2大スキルが生活のベースになる

「ソーシャルスキル」も身につけよう

（78ページ参照）

6 対応の基本は「自律スキル」と「ソーシャルスキル」を身につけていくこと。この2大スキルが、社会に適応するためのポイントになります。

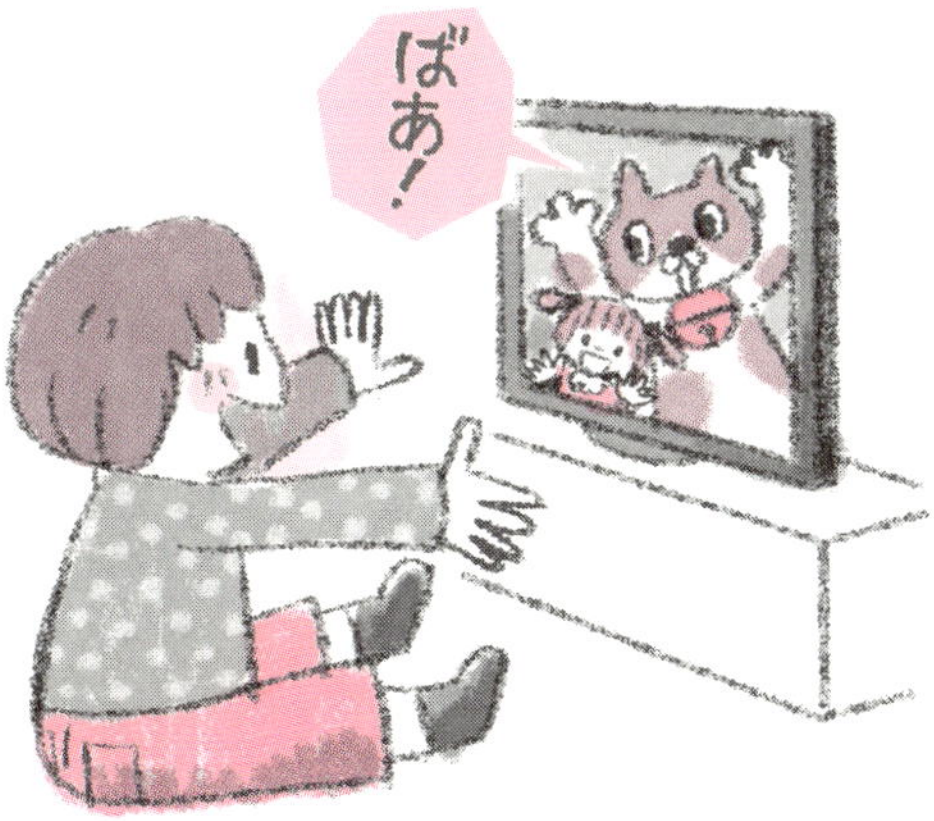

1 自閉症スペクトラムとはなにか

自閉症スペクトラムは、一部の人にみられる、
特有の「発達スタイル」です。
発達の仕方に特徴がありますが、
それが必ずしも障害になるとはかぎりません。
障害に該当しない人も含めれば、
一〇人にひとりは当てはまると考えられます。

1章のキーワード

- 特性
- 特有の「発達スタイル」
- 二次的な問題

ストーリー❶

3歳児健診で息子が「発達が気になる」と言われた

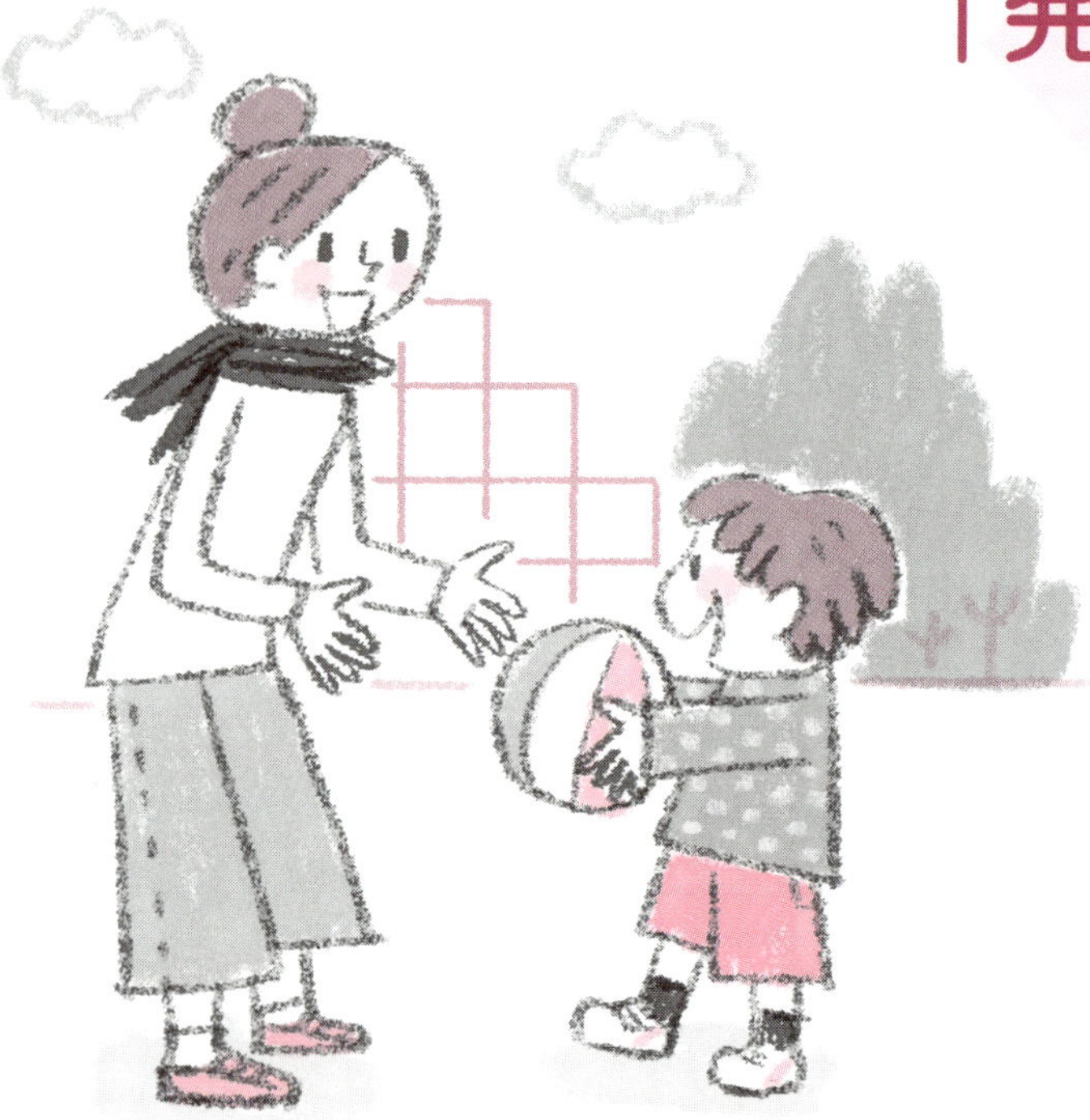

1 わが家には、2歳になる男の子がいます。私と夫にとって、はじめての子どもです。子育てはわからないことばかりで、日々悩んでいます。

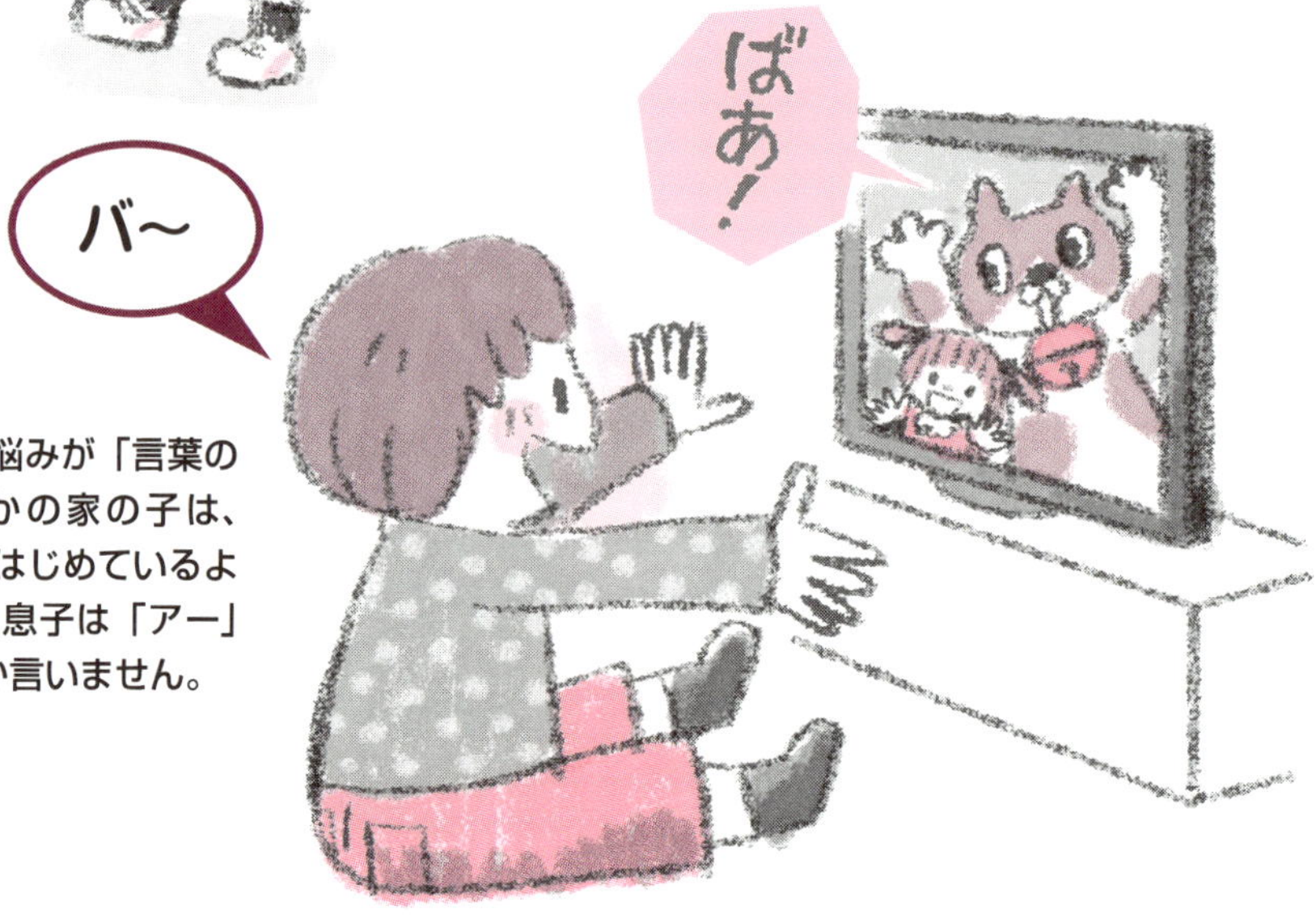

2 いちばんの悩みが「言葉の遅れ」。ほかの家の子は、すでに言葉を発しはじめているようで、心配です。息子は「アー」「バー」くらいしか言いません。

3 言葉が出ないまま、息子は3歳を迎えました。市の3歳児健診を受ける日が来て、不安を抱えながら、保健センターへ行きました。

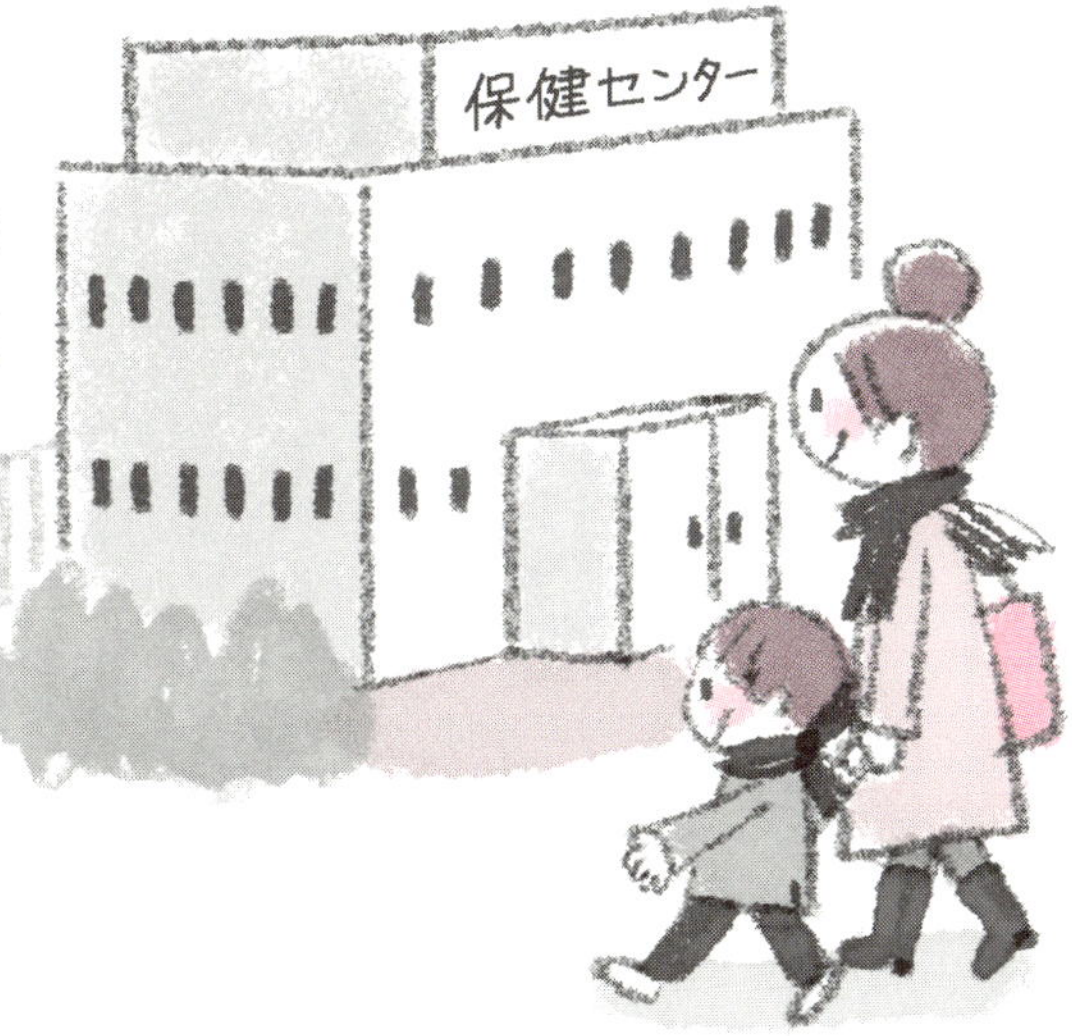
保健センター

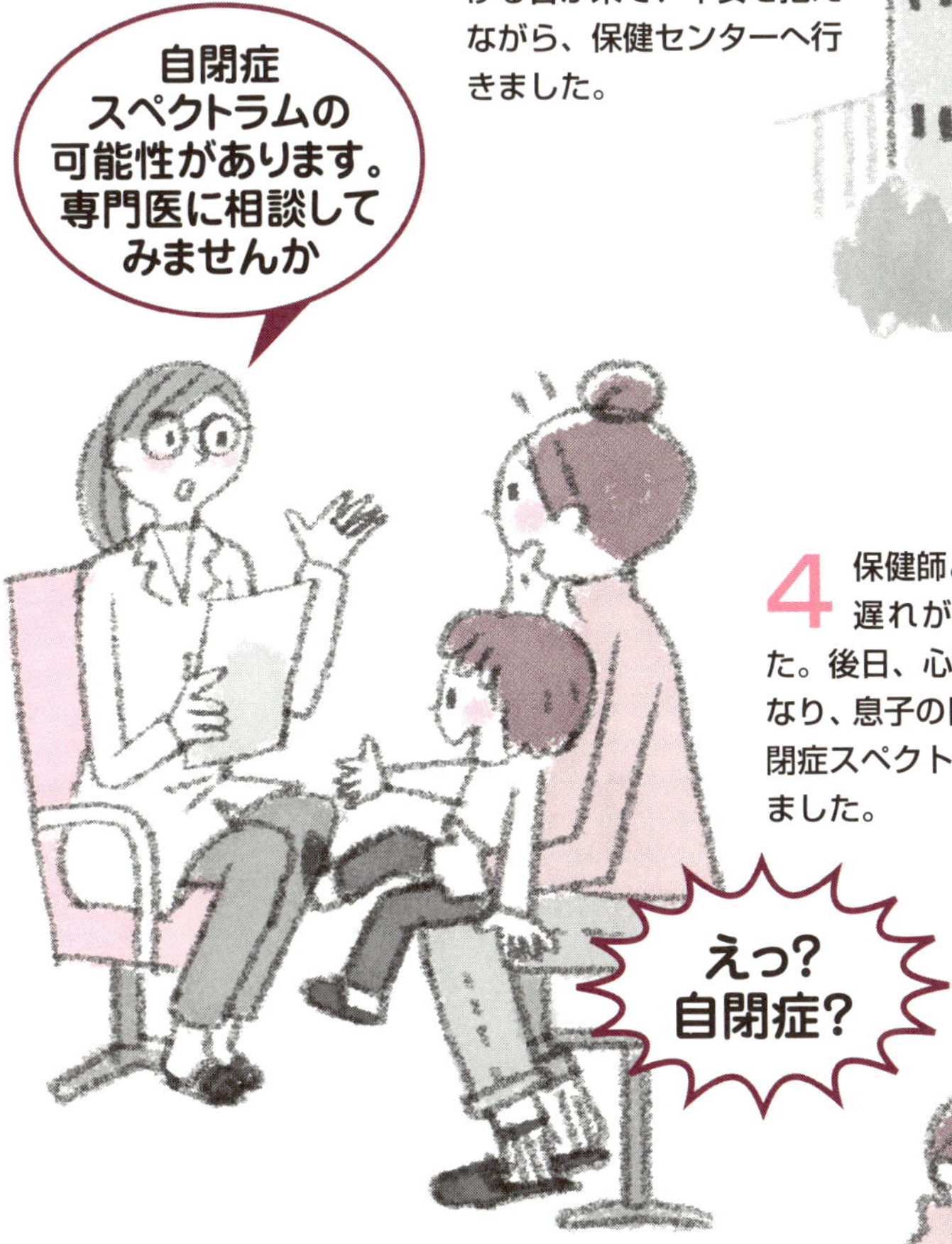
自閉症
スペクトラムの
可能性があります。
専門医に相談して
みませんか
えっ？
自閉症？

4 保健師との面談で、やはり言葉の遅れが気がかりだと言われました。後日、心理士に個別相談することになり、息子の日頃の様子を伝えると、「自閉症スペクトラム」の可能性を説明されました。

5 言葉がなかなか出ないとは思っていましたが、「自閉症」と言われてびっくり。参考になる冊子をもらいましたが、混乱していて、内容が頭に入ってきませんでした。

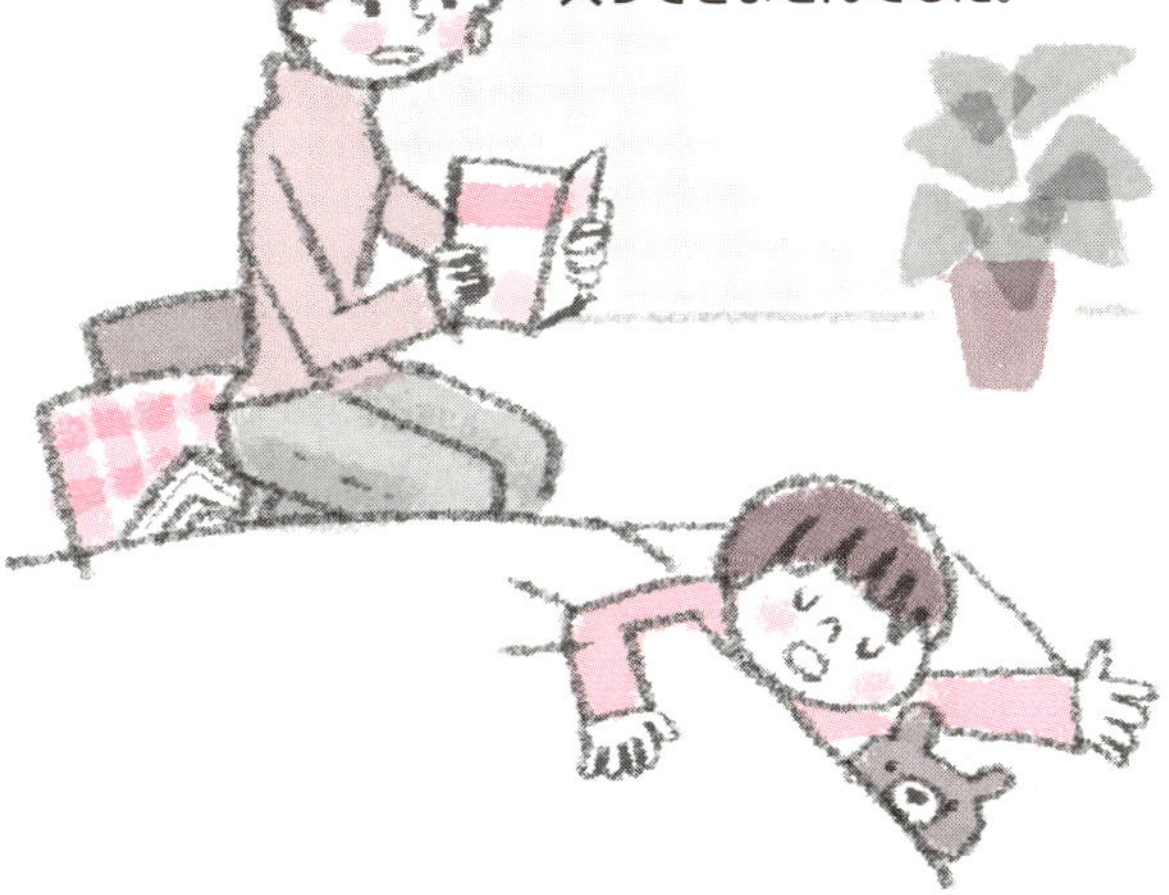

このように、乳幼児健診をきっかけに子どもの「自閉症スペクトラム」の可能性を知ることがあります。自閉症スペクトラムとは、どのような状態なのでしょうか。

自閉症スペクトラムとは
一〇%の人にみられる特徴

自閉症の仲間を大きな集合体として考えた場合、人口の一〇人にひとりくらいはそのグループに該当すると考えられます。

どんな人が当てはまる?

自閉症スペクトラムにはこだわりの強さなどの特徴(2章参照)がありますが、それが色濃く現れる人もいれば、特徴が弱く、ほとんど気づかれない人もいます。

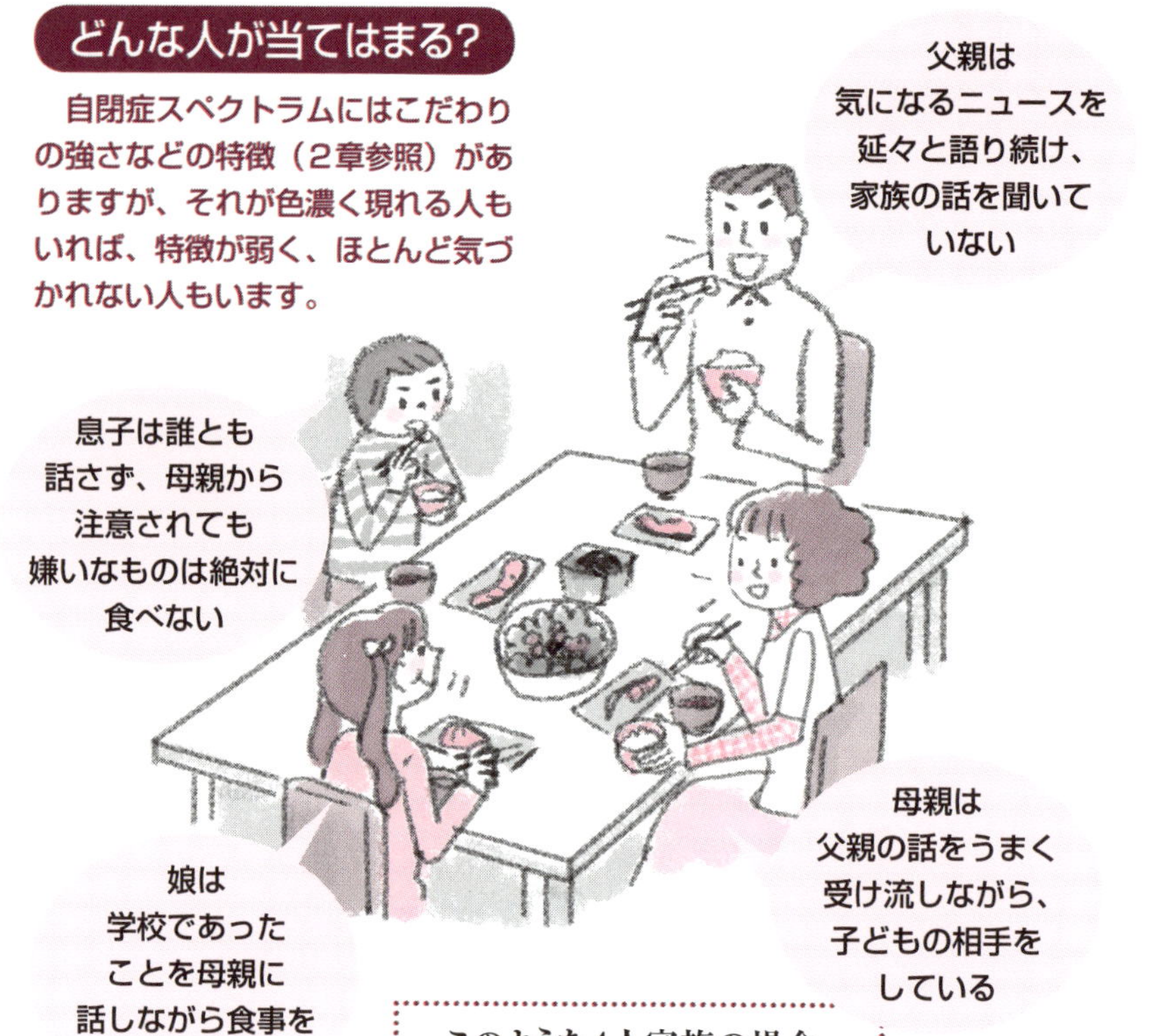
父親は気になるニュースを延々と語り続け、家族の話を聞いていない
息子は誰とも話さず、母親から注意されても嫌いなものは絶対に食べない
母親は父親の話をうまく受け流しながら、子どもの相手をしている
娘は学校であったことを母親に話しながら食事を楽しんでいる

このような4人家族の場合、どの人が自閉症スペクトラム?
(解説は左ページへ)

広くとらえると、一〇人にひとり

かつては自閉症というと、言葉をほとんど話さない、パニックになりやすいといった印象があったかもしれません。しかし最近では、ある程度コミュニケーションをとれるタイプの自閉症も、よく知られるようになってきました。

そこまでを広く「自閉症スペクトラム」と考えた場合、人口の約一〇%が該当するとみられます。

実際、近年の文部科学省などの調査によれば、小学生で発達に気になる様子がみられる子の割合が全体の一〇%程度と示されています。そのなかでも自閉症スペクトラムの特徴がある子が、かなりの割合を示すと考えられます。

自閉症スペクトラムの全体像

自閉症スペクトラムには、厳密な意味と広い意味の2通りがあります。広くとらえると、障害とはいえない状態の人も含まれます。その場合、症状とはいえないので「症」をとり、「自閉スペクトラム」と言ったほうが的確です。

右ページの母親、娘は自閉症スペクトラムではなさそうだが、ひとつの場面をみただけでは断言はできない

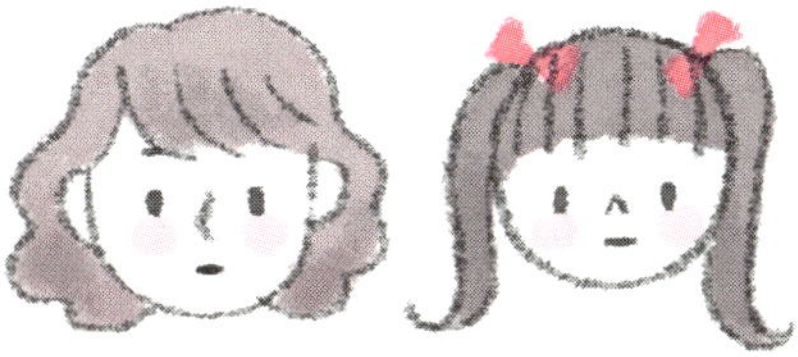

広い意味の自閉症スペクトラム（自閉スペクトラム）

自閉症の特徴があること。障害に該当する人もいるが、支障のない人もいるので、名称から「症」をとったほうが的確な表現になる

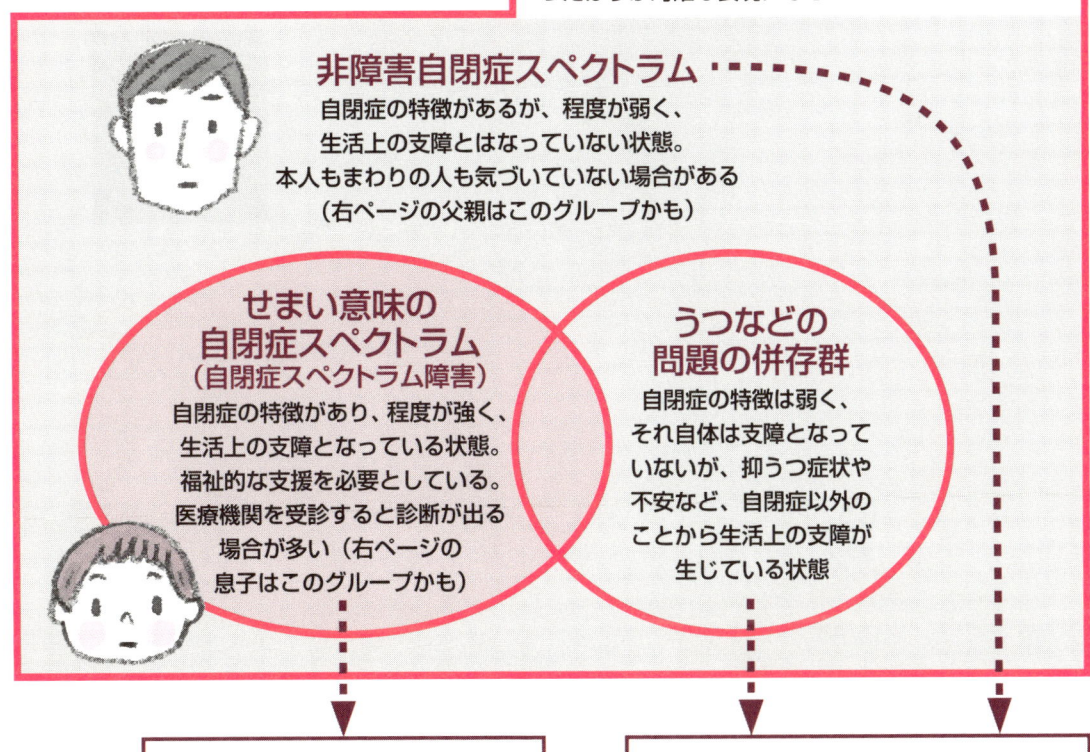

非障害自閉症スペクトラム

自閉症の特徴があるが、程度が弱く、生活上の支障とはなっていない状態。本人もまわりの人も気づいていない場合がある（右ページの父親はこのグループかも）

せまい意味の自閉症スペクトラム（自閉症スペクトラム障害）

自閉症の特徴があり、程度が強く、生活上の支障となっている状態。福祉的な支援を必要としている。医療機関を受診すると診断が出る場合が多い（右ページの息子はこのグループかも）

うつなどの問題の併存群

自閉症の特徴は弱く、それ自体は支障となっていないが、抑うつ症状や不安など、自閉症以外のことから生活上の支障が生じている状態

福祉や医療の基準で厳密に考えれば、この状態のみを自閉症スペクトラム障害という。当てはまる人は人口の１～２％程度だと考えられる

実際には、併存群や「非障害」群の人にも、自閉症スペクトラムへの理解が必要。ここまで広くとらえたい。当てはまる人はおそらく人口の10％程度になる

自閉症スペクトラムとは

特有の「発達スタイル」として考える

自閉症スペクトラムを、発達スタイルとして考えてみましょう。ほかの子とスタイルが違うだけで、その違いは優劣の区別をつけられるものではないのです。

自閉症スペクトラムは心理的・行動的な特性

自閉症スペクトラムの子には、こだわりの強さなど、さまざまな特徴がみられます。それはときに生活上の困難ともなりますが、それ自体が「障害」や「症状」なのかというと、違います。

あくまでも特徴にすぎず、生活によい影響を与えることもあれば、そうでないこともあります。ですから、症状としてとらえるよりも、その子特有の性質、「特性」と考えたほうがよいのです。

特性は、心理的・行動的なものです。主に、子どもの考え方や感じ方、行動の仕方などに現れます。それが全体として、その子の発達スタイルにもなるのです。

特有の性質がある

自閉症スペクトラムは、必ずしも生活上の支障になるとはかぎりません。本質的には病気や障害、症状ではなく、その人特有の性質です。とくに、発達の仕方の違いとして現れてきますから、特有の「発達スタイル」と考えるとよいでしょう。

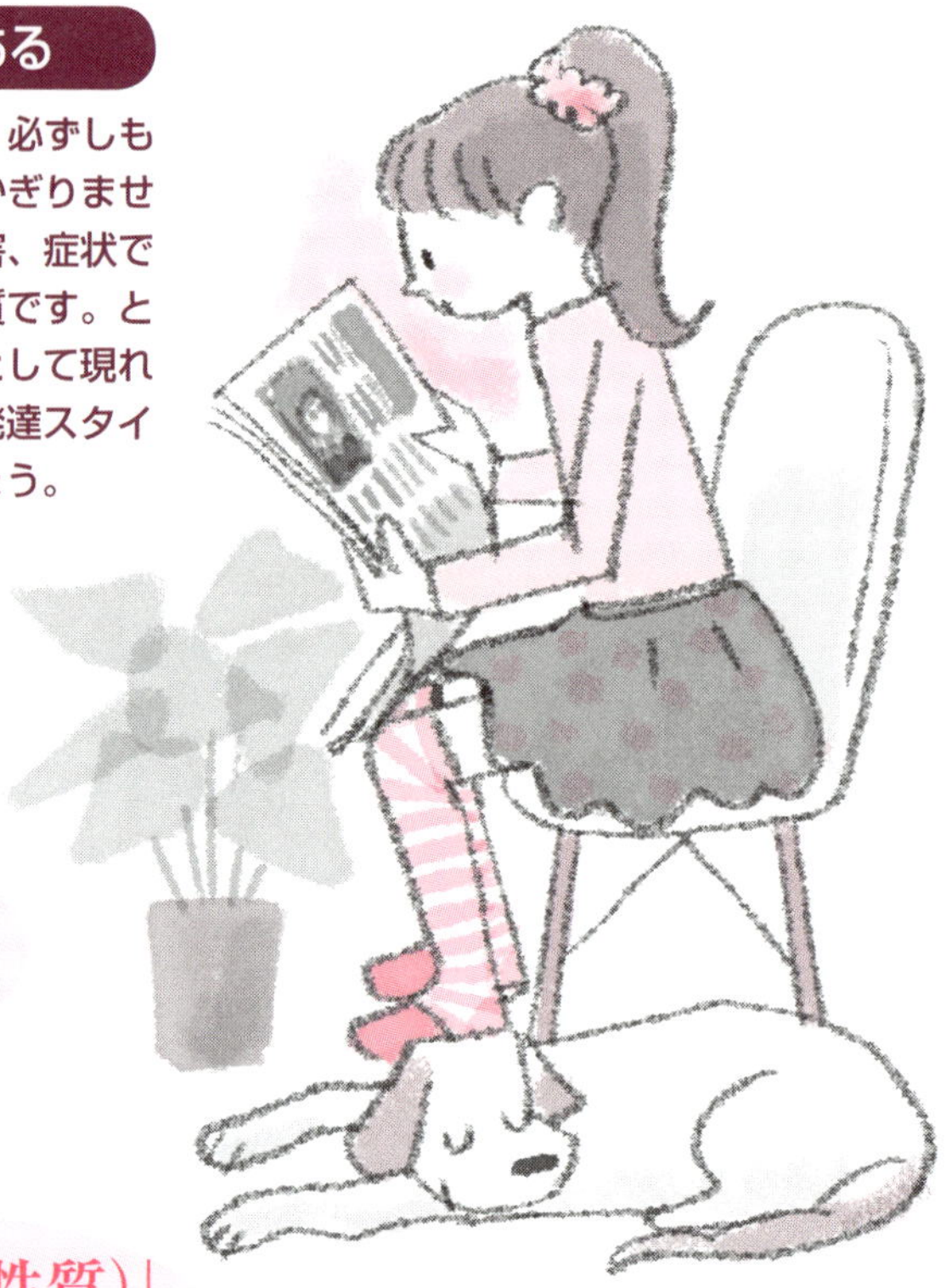

新聞の文章や、字の書体に強い興味をもつ。それは性質であって、症状ではない

「病気」「症状」というよりも

↓

「特性（特有の性質）」と考えるほうがよい

発達の目安に一致しにくい

育児書に「発達の目安」が書かれていることがあります。自閉症スペクトラムの子の育ち方は多くの場合、その種の目安に一致しません。しかし、目安はあくまでも目安。目標やノルマではありませんから、あまり気にしないでください。

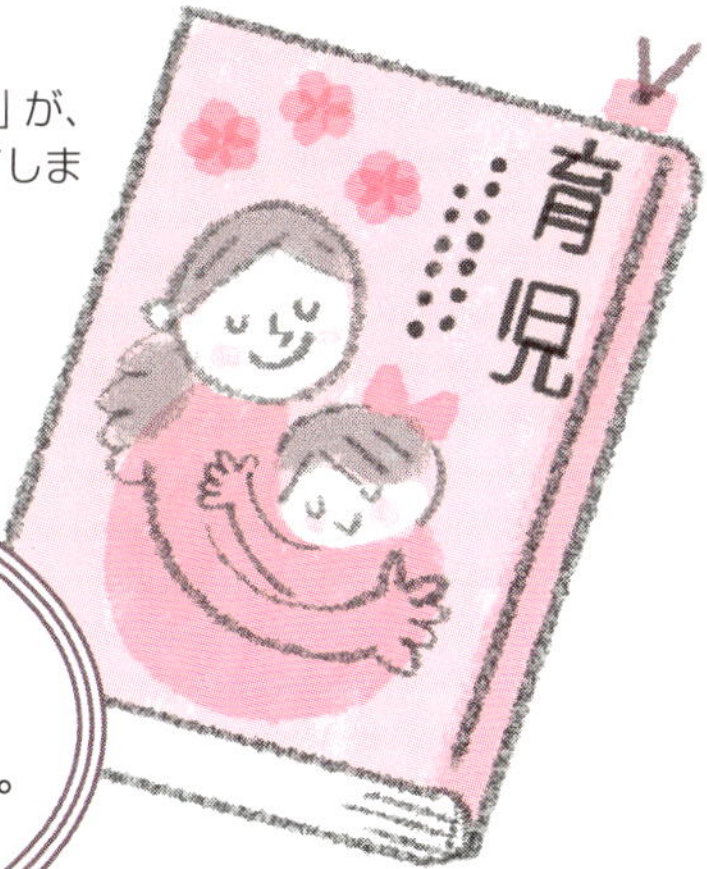

育児書の「発達の目安」が、ノルマのようにみえてしまうことがある

発達の目安

子どもに関する研究や統計から導き出された結果。それ以上の意味はない

自閉症スペクトラムの子は一致しにくい

目安より早く育つ部分もあれば、遅い部分もある。特有の発達スタイルがみられる

目安に一致する子は平均的

発達の目安に近い成長を示す子は、育ち方が平均的だと言える。それ以上の意味はない

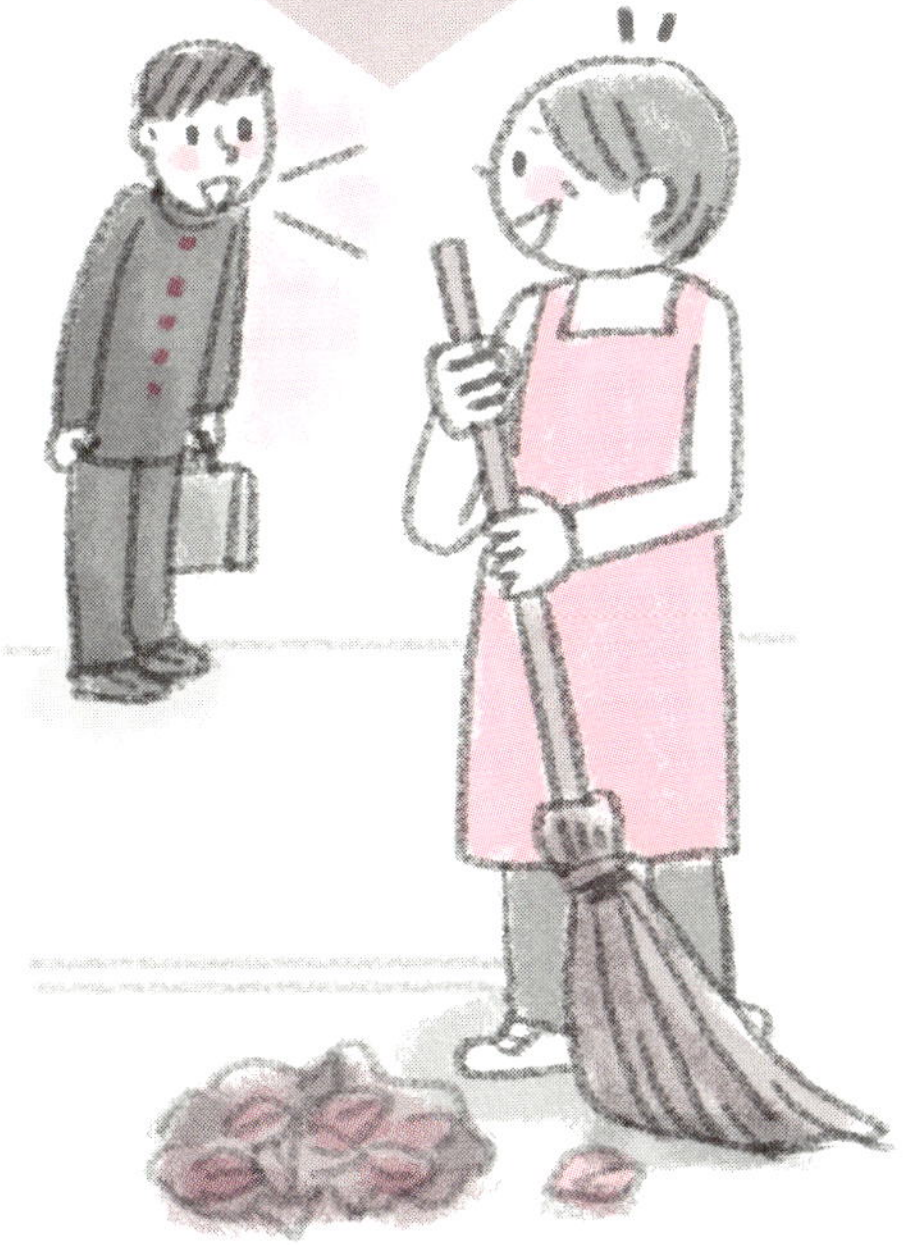

自閉症スペクトラムの子は「あいさつができるようになる」のが目安より遅いこともある。しかし、それで困るとはかぎらない

子どもにはそれぞれに発達の最近接領域がある

子どもはさまざまな課題にとりくみ、成長していきます。その姿をみていると、ある課題について、いまはできないけれど、誰かがサポートすればできるという段階にさしかかるときがあります。

旧ソ連の心理学者ヴィゴツキーは、そのような状態のことを「発達の最近接領域」と言いました。それを意識すれば、子どもに合った教育ができると考えたのです。

この領域は、発達障害がある場合には、他の子とは異なるでしょう。支援者には、ぜひ意識してほしい考えです。

自閉症スペクトラムとは

アスペルガー症候群とはどう違うのか

近年は自閉症の特徴をもつ「アスペルガー症候群」に注目が集まっていました。この症候群は今後、自閉症スペクトラムという大きな集合体に含まれるようになります。

自閉症スペクトラムの一部がアスペルガー

アスペルガー症候群とは、自閉症の特徴がありながら、知的能力や言語の発達には遅れのみられない状態のこと。自閉症の仲間の一種として知られています。

自閉症スペクトラムという大きな集合体のなかの一部が、このアスペルガー症候群にあたります。

これまでは、アスペルガー症候群のように細かな分類が多用されていましたが、今後はその機会が減っていきそうです。

自閉症スペクトラムという大きなとらえ方が一般的になり、細かい分類は、理解の手がかりとして活用されるようになっていくでしょう。

従来は区分が細かかった

以前は、同じ自閉症の仲間でも、知的能力や言語などの発達に応じて、高機能自閉症やアスペルガー症候群などの種類に細かく分けられ、診断されていました。そして、その全体を「広汎性発達障害」と総称していました。

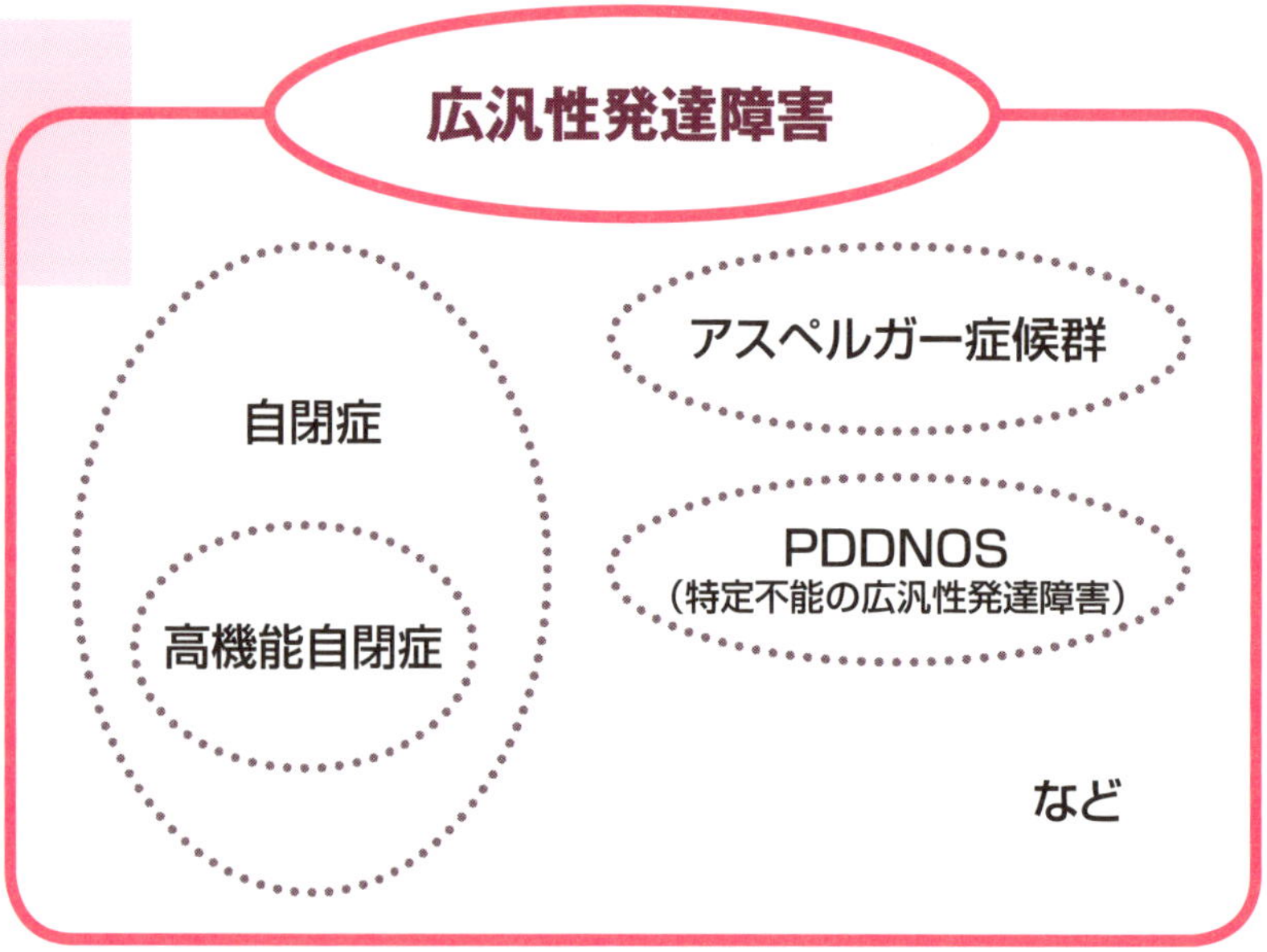

今後はすべて自閉症スペクトラムに

専門家のとらえ方が変わり、また、国際的な診断分類も改訂されたため、今後は全体を自閉症スペクトラムとしてとらえることが増えていくでしょう。診断を細かく分けることは減り、自閉症の種類は、理解や支援の手がかりとして活用されていきそうです。

自閉症スペクトラム（自閉症スペクトラム障害）

- 自閉症の仲間の総称
- 自閉症やアスペルガー症候群などの種類は区別しない
- ただし知的能力などを確認し、対応を調整する

専門家の間では、自閉症の仲間を「自閉症スペクトラム（自閉症スペクトラム障害）」と呼ぶことが多くなっている。種類を細かく区別することが減ってきている

自閉症スペクトラムと自閉症スペクトラム障害

本書では、厳密な意味の「自閉症スペクトラム障害」を、英語でASDと呼んでいます。障害ではない場合を含む、広い意味の「自閉症スペクトラム」はASと呼んでいます。

この二語の日本語訳が、いま変わりつつあります。ASDを「自閉スペクトラム症」と訳すことが、学会で提案されているのです。

それに合わせて、ASから「症」をとり、「自閉スペクトラム」と呼びはじめている専門家もいます。

Autism Spectrum
自閉症スペクトラム
↓
自閉スペクトラム

Autism Spectrum Disorder
自閉症スペクトラム障害
↓
自閉症スペクトラム／自閉スペクトラム症（※）

※日本精神神経学会はアメリカの診断分類のASDを「自閉スペクトラム症／自閉症スペクトラム障害」と訳している

原因と経過

自閉症スペクトラムの原因はなにか

自閉症スペクトラムは、先天的な脳機能障害だと考えられています。その原因として、さまざまな要因が指摘されています。

原因を単純化することはできない

自閉症スペクトラムは、先天的な脳機能障害だと考えられています。「先天的」とは、生まれながらに存在するという意味です。

遺伝的な要因の関与が考えられますが、遺伝子にどのような異常があり、それがなにによって起こっているのか、その詳細はわかっていません。

もともとの遺伝的な要因や、関連する因子を調べる研究が進められています。

親が責任を感じる必要はない

原因について、ひとつ明確にいえるのは、親が責任を感じる必要はないということです。

原因の詳細はわかっていませんが、少なくとも、親の生き方や育て方によって、子どもの体に自閉症スペクトラムが引き起こされることはありません。それはこれまでの多くの研究によって否定されています。

ただし家庭生活が重要なのは確か

ただし、子どもが生まれたあとの生活が、その子の将来にとって重要であることも確かです。

自閉症スペクトラムの特性があることは、生涯変わりません。しかしそれが生活上の支障となるかどうか、その行く末は、日々の暮らしにかかっています。

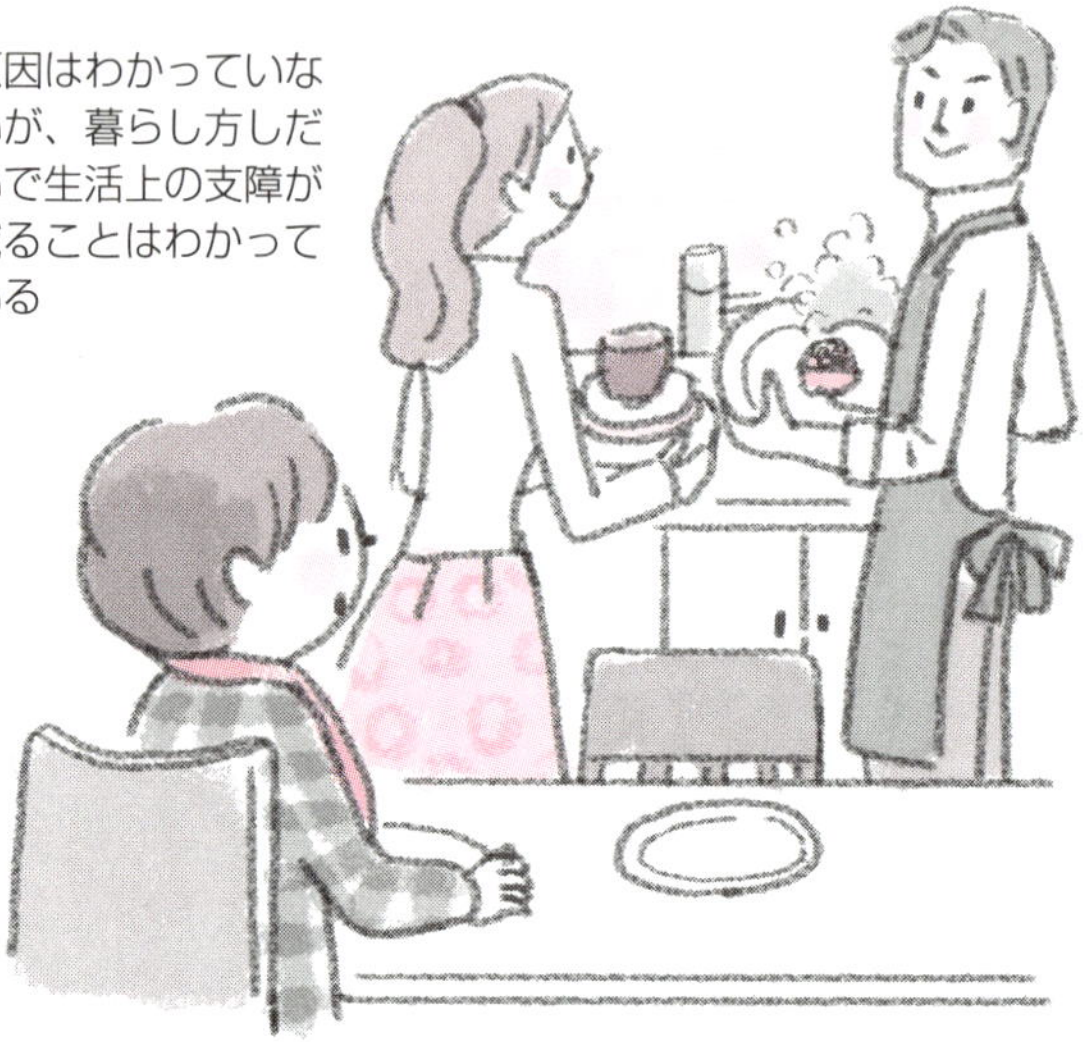

原因はわかっていないが、暮らし方しだいで生活上の支障が減ることはわかっている

親には、原因に対する責任はなくても、その後の経過に対する責任はあります。子どもの特性を適切に理解し、必要な対応をおこなっていってください。

原因論はいま過渡期にある

かつて、保護者の不適切な養育が自閉症の原因だと考えられたこともありました。しかし多くの研究によって、その考えは否定されています。現在では、基本的には先天性の障害だと考えられていますが、原因論はいまも過渡期にあります。

原因は？

「冷蔵庫マザー」は否定された

1960年代には「母親が冷蔵庫のように冷たいこと」が原因とされたことがある。しかし自閉症では脳構造や脳機能にほかの人との違いが先天的にみられることなどから、その説は完全に否定されている

遺伝的な要因が考えられる

二卵性双生児よりも一卵性双生児のほうが、自閉症が共通する確率が高いことなどから、遺伝的な要因があるとされてきた。ただし、単一遺伝子の異常ではなく、複数の因子が関わっていると考えられている

ホルモンや化学物質も関与？

エストロゲンなどの性関連ホルモンや、オキシトシンなどのペプチドホルモン、その他の化学物質が、遺伝子の異常に関わっている可能性を指摘する研究者もいる

遺伝子の異常がある？

遺伝的な要因は、遺伝子のなんらかの異常だと考えられるが、それが出生時から発現しているのか、なんらかの因子の影響を受けて発現しているのか、その詳細もまだわかっていない

保護者の養育が悪いわけではないことは確実。ただし原因の詳細はまだわかっておらず、原因論の研究はいまも続けられている

原因と経過

ストレスから、二次的な問題が起こりやすい

自閉症スペクトラムの子は集団生活のなかでストレスを感じやすく、そのために新たな問題に悩まされることがあります。

ストレスを受けやすい

現代社会では、協調性や共感性を求められることが多くなっています。こだわりが強く、まわりの人に合わせることが苦手な自閉症スペクトラムの子どもにとっては、ストレスを感じやすい環境といえます。

困難や失敗に直面

空気を読み、まわりの人に合わせることが難しい。集団生活には困難を感じやすく、失敗しやすい

回避しがちな心理に

失敗する体験をくり返していると、課題にとりくむことをさけたり、途中であきらめたりしがちに

差別や排除に苦しむ

発達スタイルの違いがまわりに理解してもらえず、仲間はずれにされてしまう子もいる

無理解な環境では苦しむ

自閉症スペクトラムの子は、自分の特性が理解されていない環境では、適応に苦しみます。まわりの子となかなか協調できないことを「空気が読めないから」だと言われ、差別的・排除的な扱いを受けてしまいがちです。

子どもに過度のストレスがかかり、もともとの特性とは別の、二次的な問題が起こりやすくなります。心理的なストレスによって、抑うつや不安などの症状が起こったり、そのために学校に行けなくなったりするのです。

自閉症スペクトラムへの支援だけでなく、二次的な問題への対応も必要になってきます。

自閉症スペクトラムの特性

一次的な問題

主に自閉症スペクトラムの特性から起こっている問題。対人関係の悩みや、こだわりの強さからくる生活上の困難など

二次的な問題

特性とは直接的な関係のない問題。生活上のストレスなどによって、心身に不調が起こることなど

- 不登校やいじめ被害などの問題
- 抑うつやチックなど、心身両面の問題

(くわしくは52ページ参照)

二次的な問題が起こりやすい

自閉症スペクトラムの特性は、必ずしも問題になるものではありません。しかし理解が得られず、ストレスにさらされていれば、二次的にさまざまな問題が起こります。

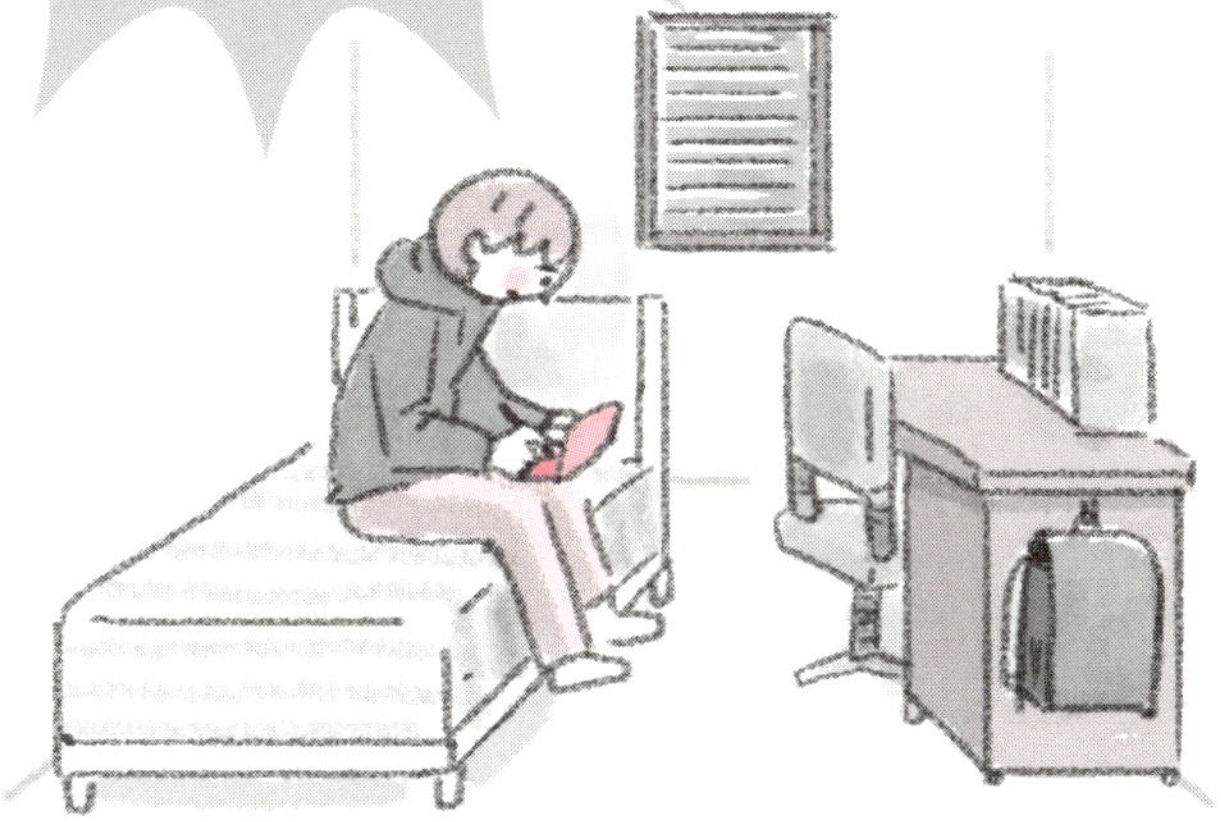

仲間はずれにされ、自宅にとじこもるように。特性から派生した二次的な問題に悩む

二次的な問題と「二次障害」

不登校や抑うつ、強迫性障害などの二次的な問題を、二次障害と呼ぶこともあります。どちらも同じような意味だと考えて差し支えないでしょう。

ただし「二次障害」は医学的・行政的に定義された障害ではありません。そのため、どこからどこまでを二次障害と考えるか、専門家によって異なります。

COLUMN

「個性」と「障害」はどう違うのか

自閉症スペクトラムは個性か障害か

子どもが自閉症スペクトラムだとわかったとき、その子の個性と考えてよいのか、障害と考えたほうがよいのか、迷う人が多いようです。診察中にそのような質問を受けることがよくあります。

考え方によって、個性とも障害ともとれることですから、受け止め方はそれぞれの自由です。

ただ、いろいろな話を聞く前に、「個性」「障害」「診断」がなにを意味するか、整理しておいたほうがよいでしょう。

障害には一定の基準がもうけられている

「個性」とは、その子に特有の性質のこと。特性と同じ意味だと考えてよいでしょう。なにを個性とするか、定義はありません。

「障害」は医学的、もしくは行政的に障害だと判断されること。そのうち、医学的な判断が「診断」です。

なお、医学では生物学的・機能的な異常や生活上の支障を、総合的に判断して障害とすることが多いのですが、行政では生活上の支障を障害の基準にします。同じ「障害」でも、医学と行政では定義が違うのです。

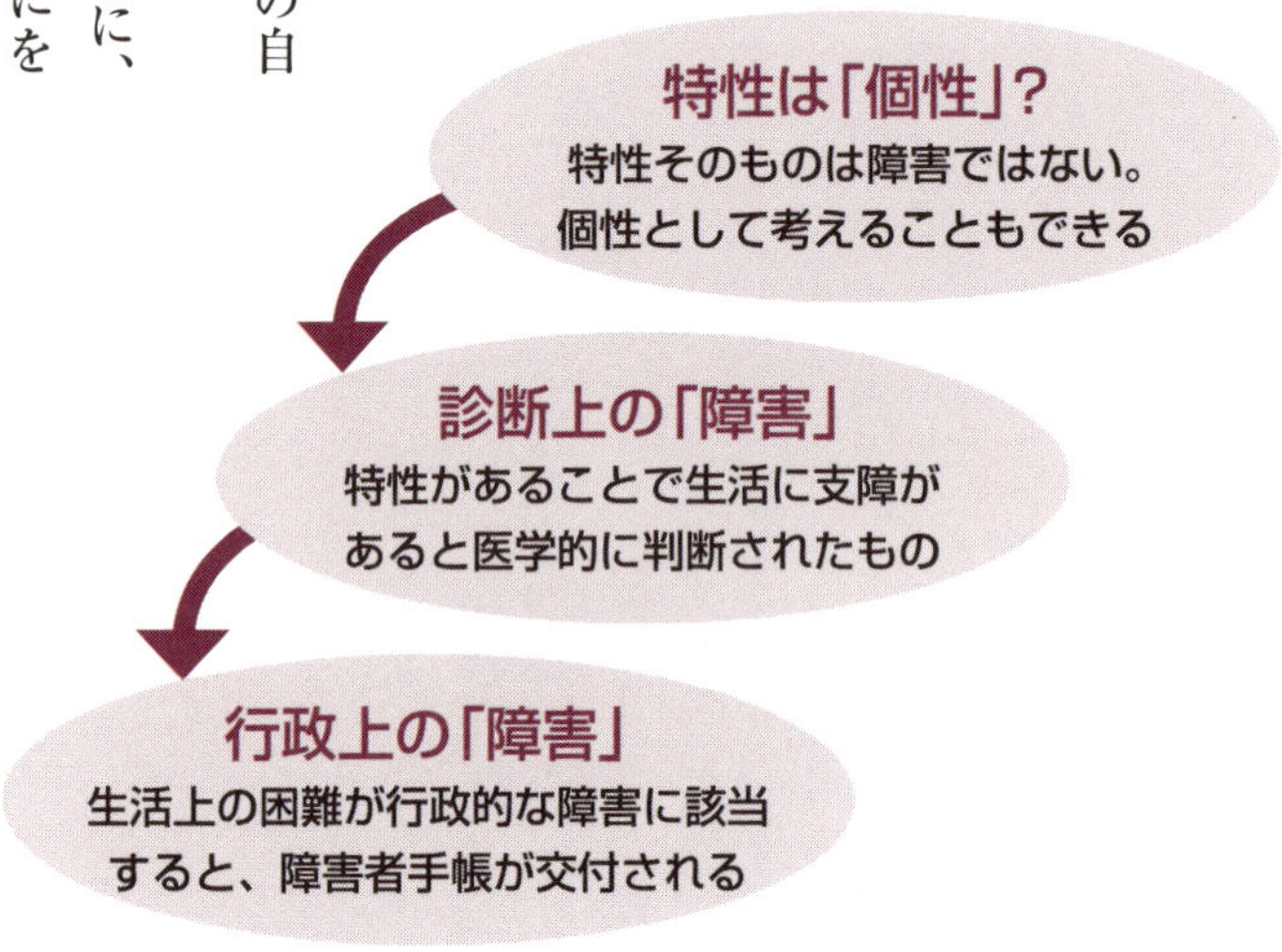

特性は「個性」？
特性そのものは障害ではない。個性として考えることもできる
診断上の「障害」
特性があることで生活に支障があると医学的に判断されたもの
行政上の「障害」
生活上の困難が行政的な障害に該当すると、障害者手帳が交付される

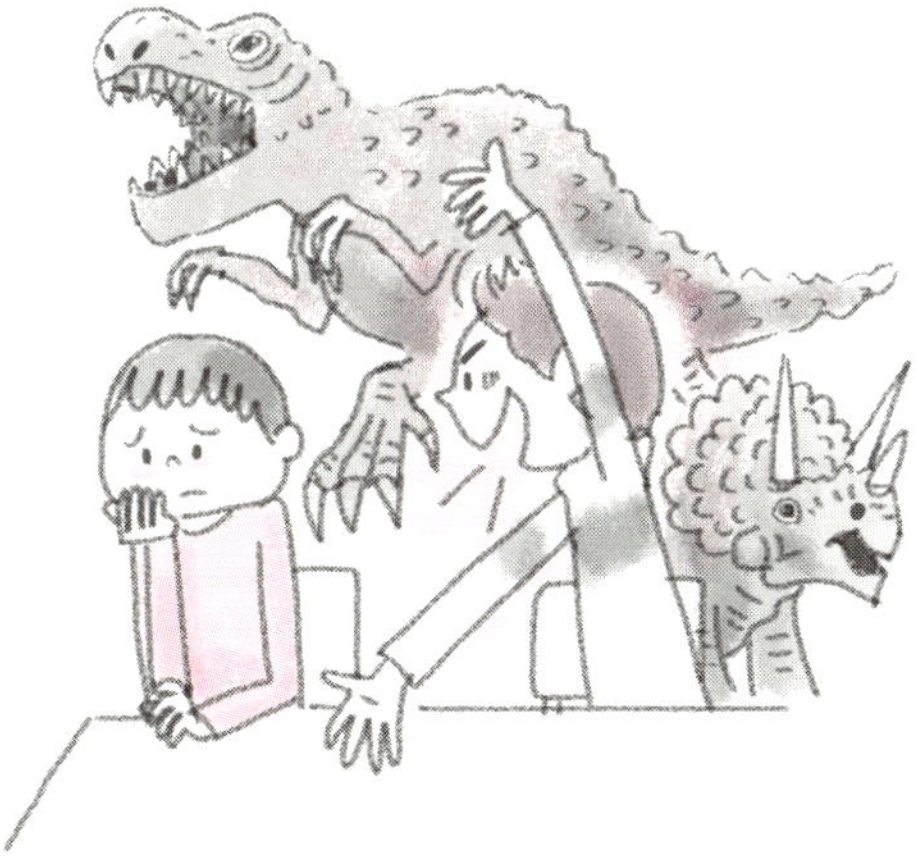

2

「対人関係」と「こだわり」が二大特徴

自閉症スペクトラムの主な特徴は二つ。
対人関係を調整することの難しさと、
自分の興味や手順などへの強いこだわりです。
この二つは重なり合う部分もあります。
また、ほかにも感覚や運動、記憶などの面で
さまざまな特徴がみられます。

2章のキーワード

- 二大特徴の年代別の現れ方
- 感覚面・運動面の特性
- 四通りの育ち方

ストーリー❷

以前から、愛情が伝わりにくい気がしていた

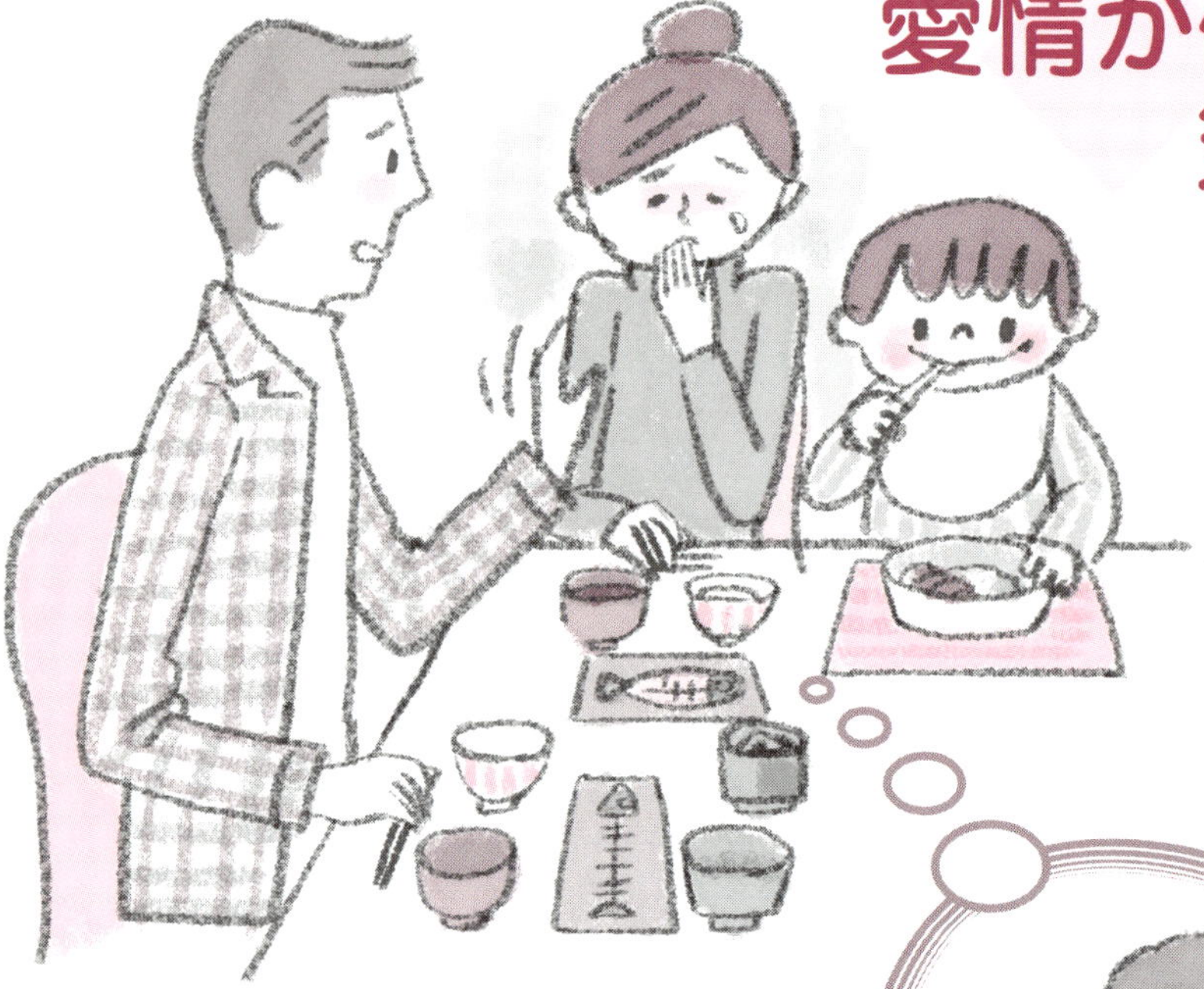

1 「自閉症スペクトラムかもしれない」と言われ、冊子を受けとりました（11ページ参照）が、何日たっても、考えが整理できませんでした。

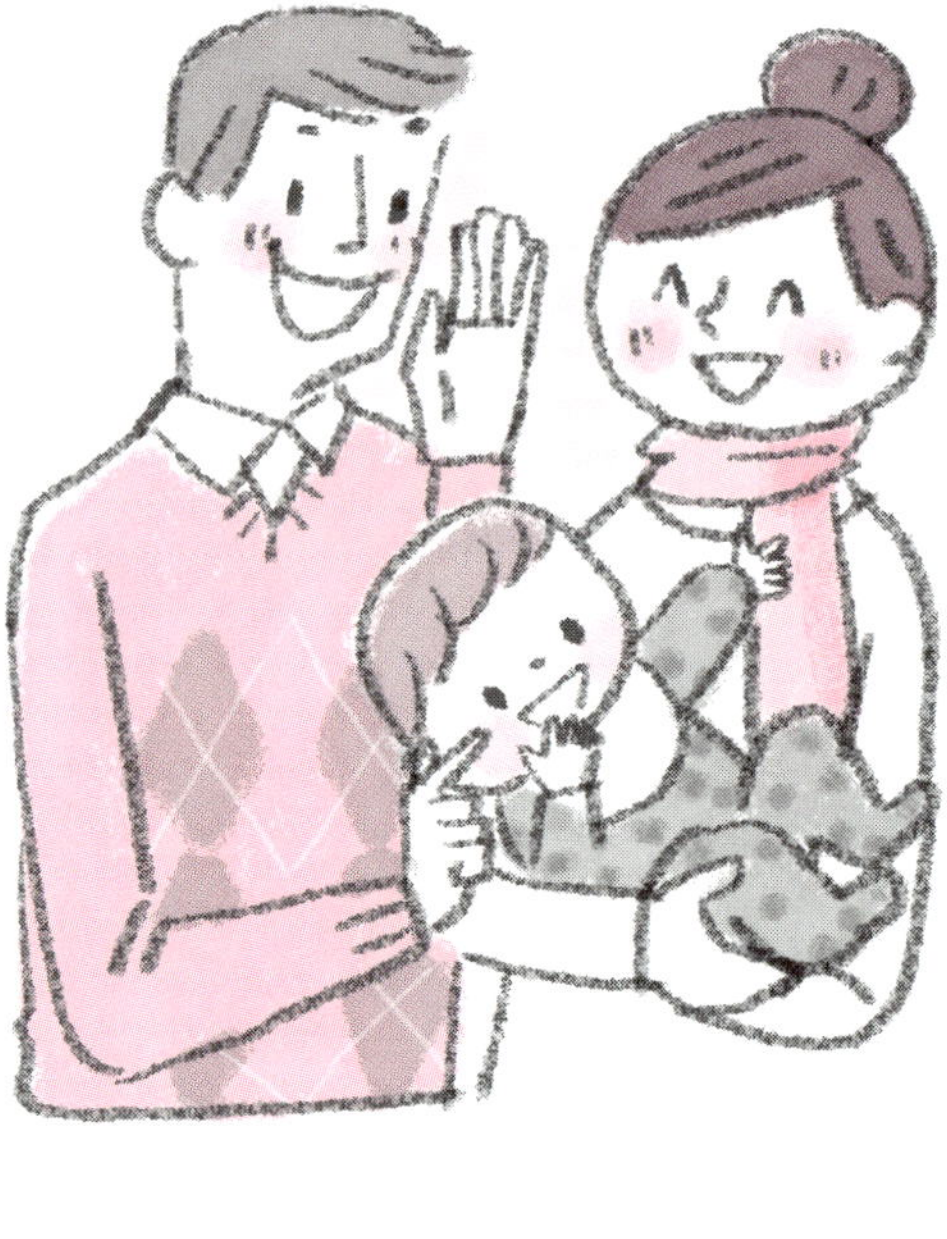

2 冊子を読みながら、息子のこれまでの成長を思い返していました。赤ちゃんの頃は、とくに気になることはなかったような気がします。

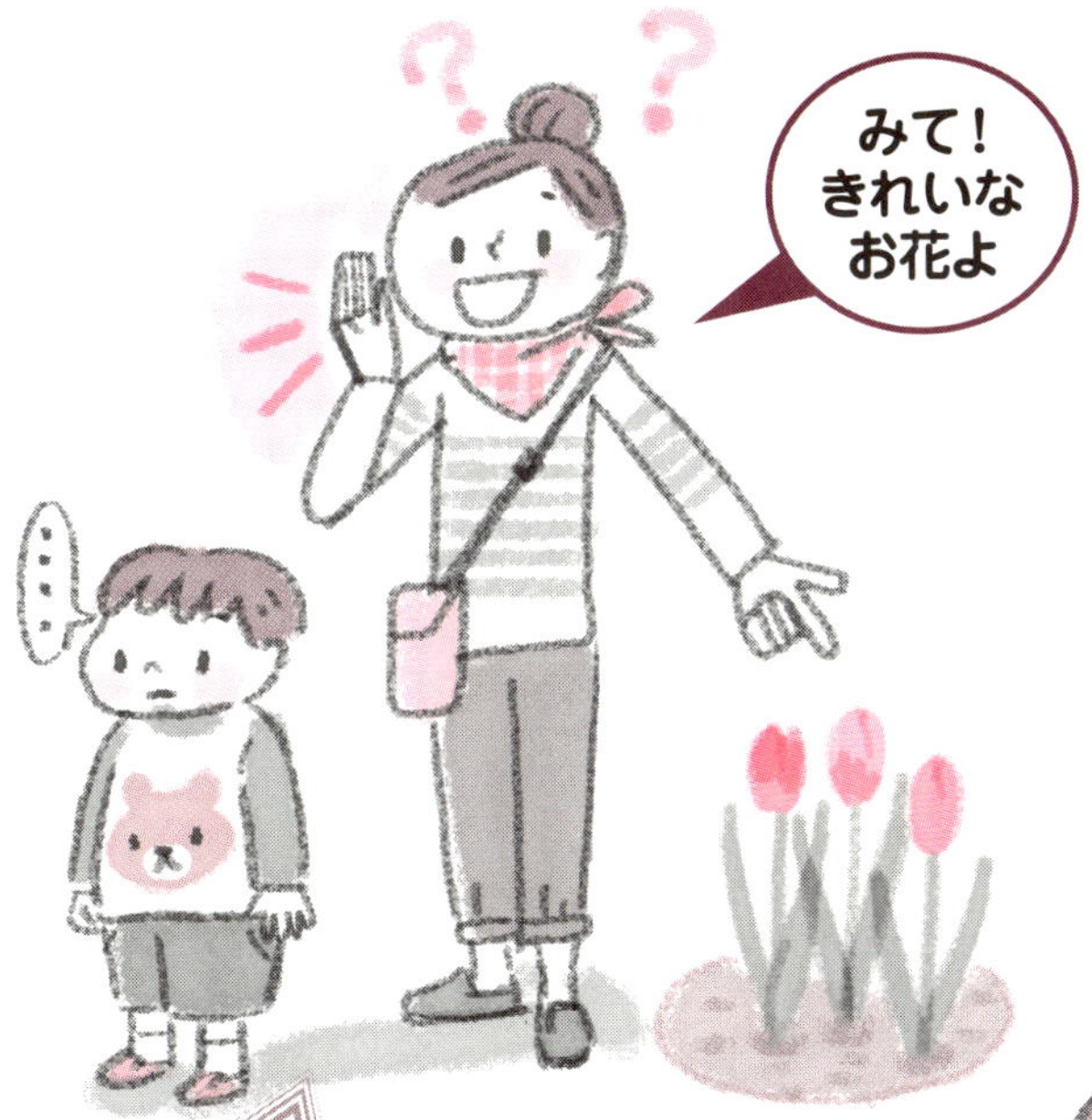
みて！
きれいな
お花よ

3 ただ、１歳をすぎた頃から、私たち親の気持ちが、息子にうまく伝わっていないような気がすることはありました。きれいな花を指さして、息子に話しかけても、あまり反応がなかったりしたんです。

4 おもちゃをみせても、あまり喜ばなかったり。そのように、親の呼びかけに関心を示さないことは自閉症スペクトラムの特徴のひとつだと、冊子に書いてありました。

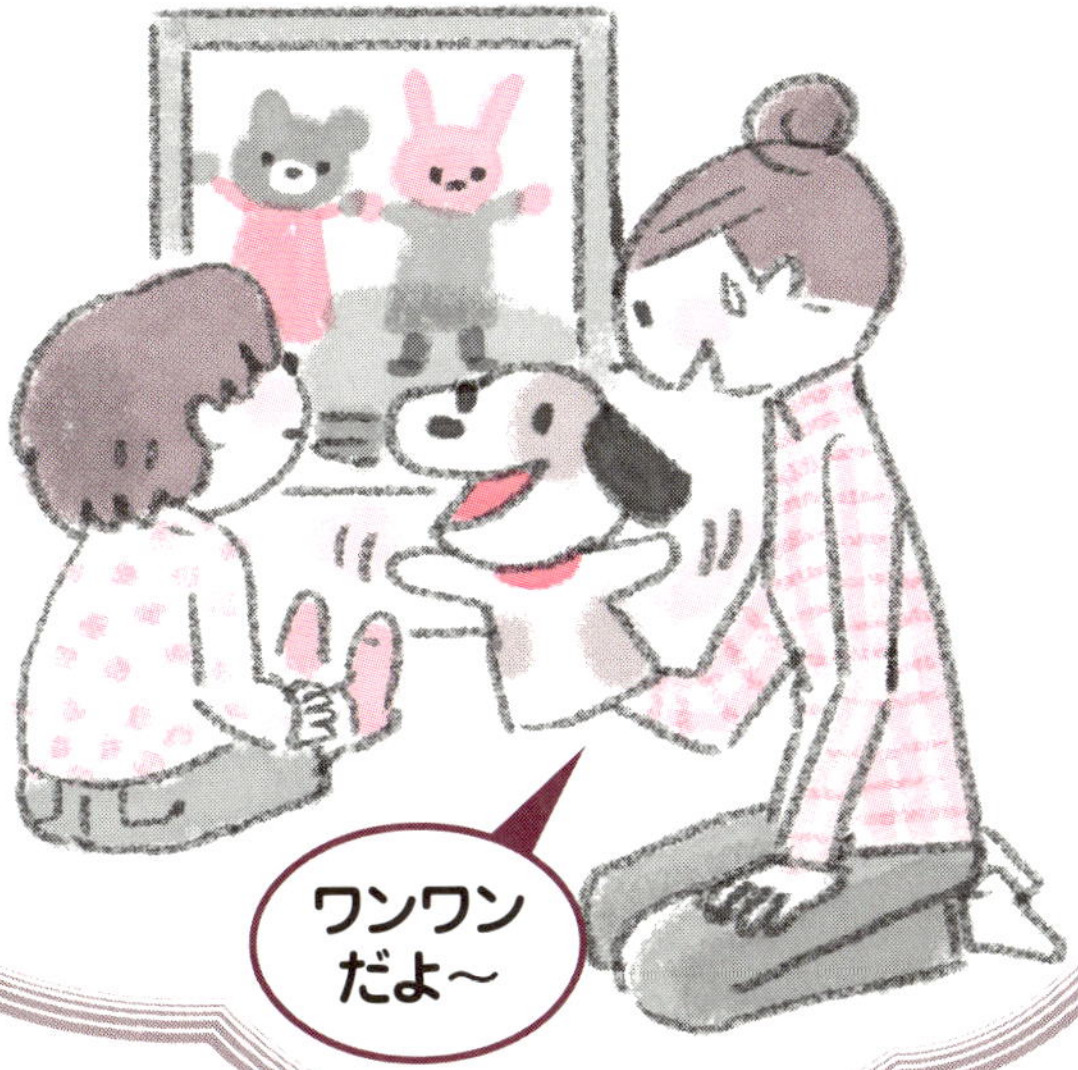
ワンワン
だよ～

5 そう考えると、息子が自閉症スペクトラムに当てはまるような気もします。でもまだ信じられません。

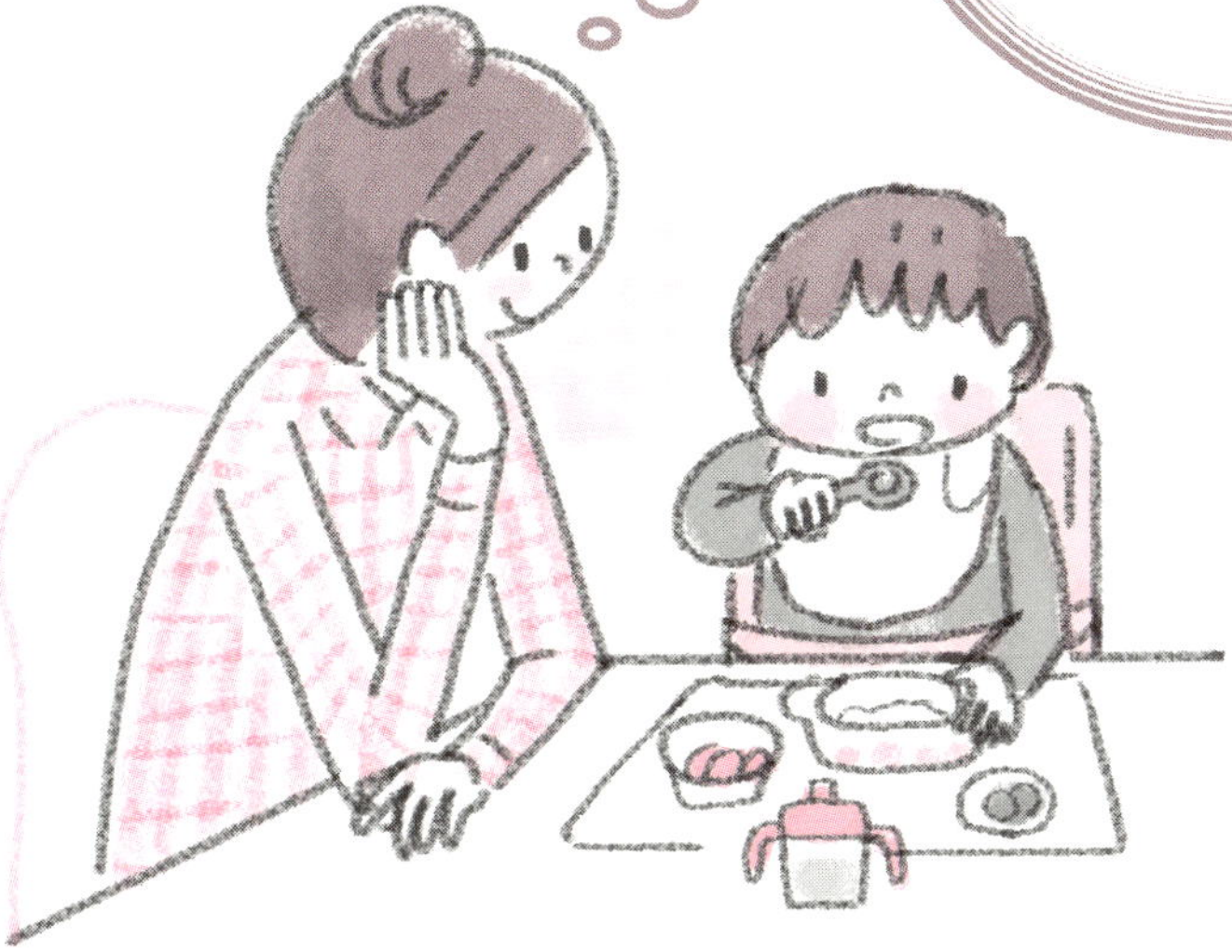

自閉症スペクトラムの特徴は多様です。その全体像を把握するためには、時間がかかるでしょう。子どもの様子をみながら、少しずつ理解していってください。

特徴

対人関係を柔軟につくっていくことが難しい

二大特徴のひとつめは、対人関係を理解したり、調整したりすることの難しさです。その具体例を、年代別にみていきましょう。

行動　対人関係が苦手

自閉症スペクトラムの子は、対人関係の調整が苦手です。家族や友達とのやりとりなどで、臨機応変に対応することがうまくできず、誤解されたり、困ってしまったりします。やりとりのぎこちなさは、幼少期からさまざまな形で現れます。

発語の異常

言葉をなかなか話さなかったり、話してもほかの人の言葉の復唱やひとりごとが多かったりする

「バイバイ」が逆

手を振って「バイバイ」をするときに、手のひらを自分に向ける

幼少期　年代別の行動

反応がにぶい

人がみたり指さしたりしたものに、関心を示さないことが多い。呼びかけられても気がつかないこともある

保護者をみない

幼い子はたびたび保護者の顔をみて反応をうかがうものだが、自閉症スペクトラムの子はそれが少ない

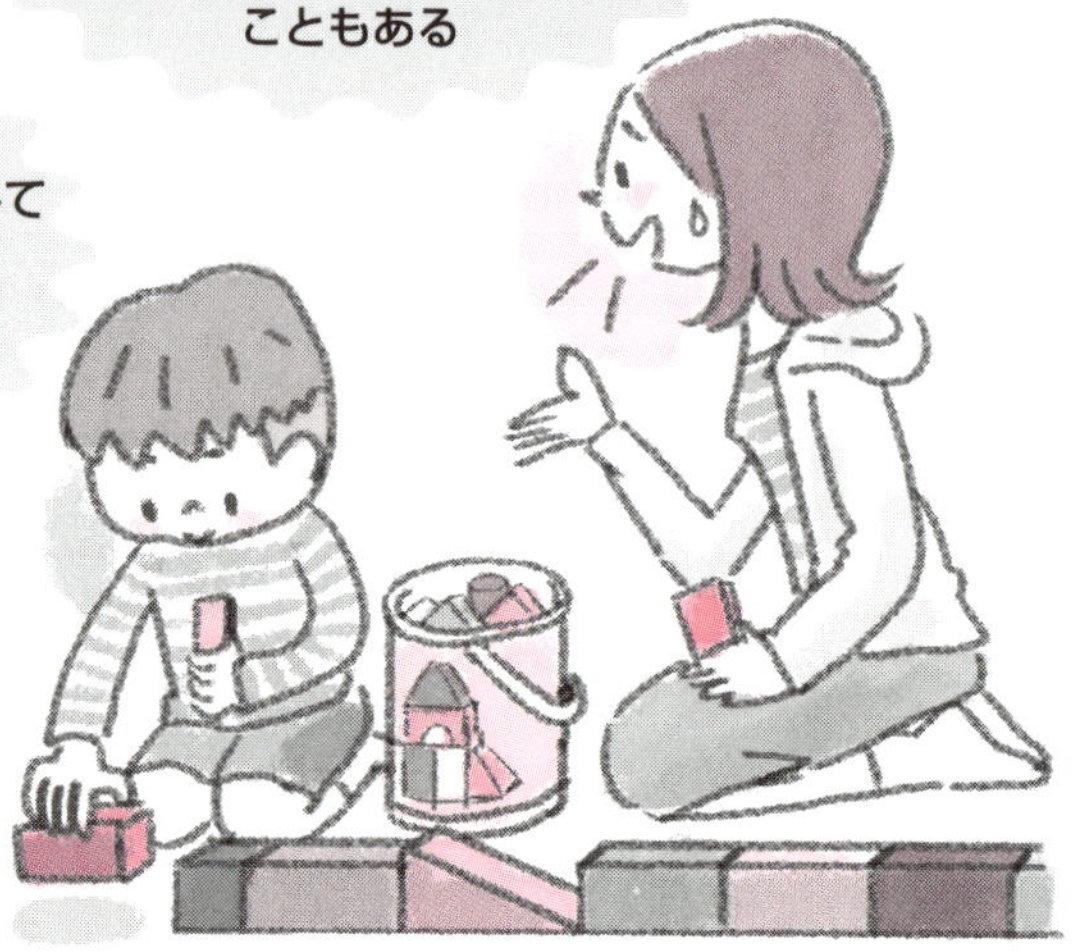

1～2歳頃に、親をまったく気にしないで、遊びに集中する姿がみられる

母親がケガをしてつらそうなときにも、それがよくわからず、食事を早く用意してほしいと頼んだりする

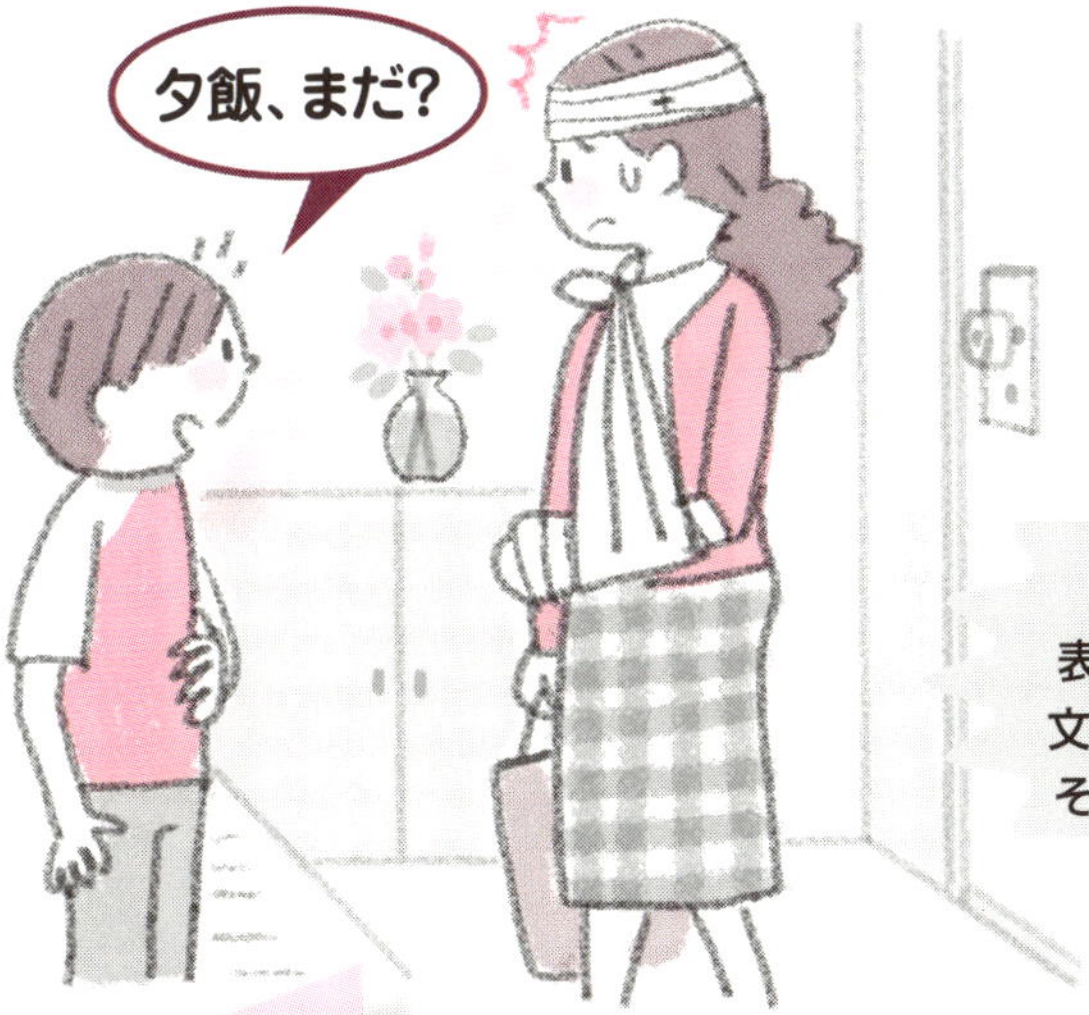

独特の言葉遣い

言葉を話すようになってからも、アナウンサーのような話し方をしたり、妙に大人びた言葉遣いだったりする

空気が読めない

表情や身振り、視線などの非言語的な表現がうまく使えない。また、冗談や話の文脈といった、言外の意味の理解が難しい。それらの困難が総合的に「空気が読めない」という特徴となって目立つ

独特の関わり方

孤立していたり、まわりの人との関わり方が受動的だったり、一方的だったりして、ほかの子と様子が異なる

次のページへ続く

※子どもによって、目立つ特徴は異なります。すべての子にこれらの特徴が必ずみられるわけではありません。他のページも同様です。

「専門用語」解説コラム

●折れ線現象

一歳前半になり、一度は発語がみられたのに、数ヵ月後に話さなくなること。その一～二年後にまた話し出す場合が多い。この現象があれば、自閉症スペクトラムの可能性が高い。

●エコラリア

まわりの人の発言や、テレビから聞こえた言葉を、オウム返しすること。何度もくり返す。自閉症スペクトラムの子にみられる。

●社会的参照

乳幼児が遊んでいるときなどに不安を感じて、保護者をみること。保護者の表情をみて安心すると、遊びを再開する。一歳頃からみられる行為だが、自閉症スペクトラムの子では出現が遅い。

●共同注意

人がみたり指さしたりして注意しているものに、自分でも注意を向けようとすること。これも一歳頃からみられることが多く、自閉症スペクトラムの子では遅い。

特徴
対人関係を柔軟につくっていくことが難しい

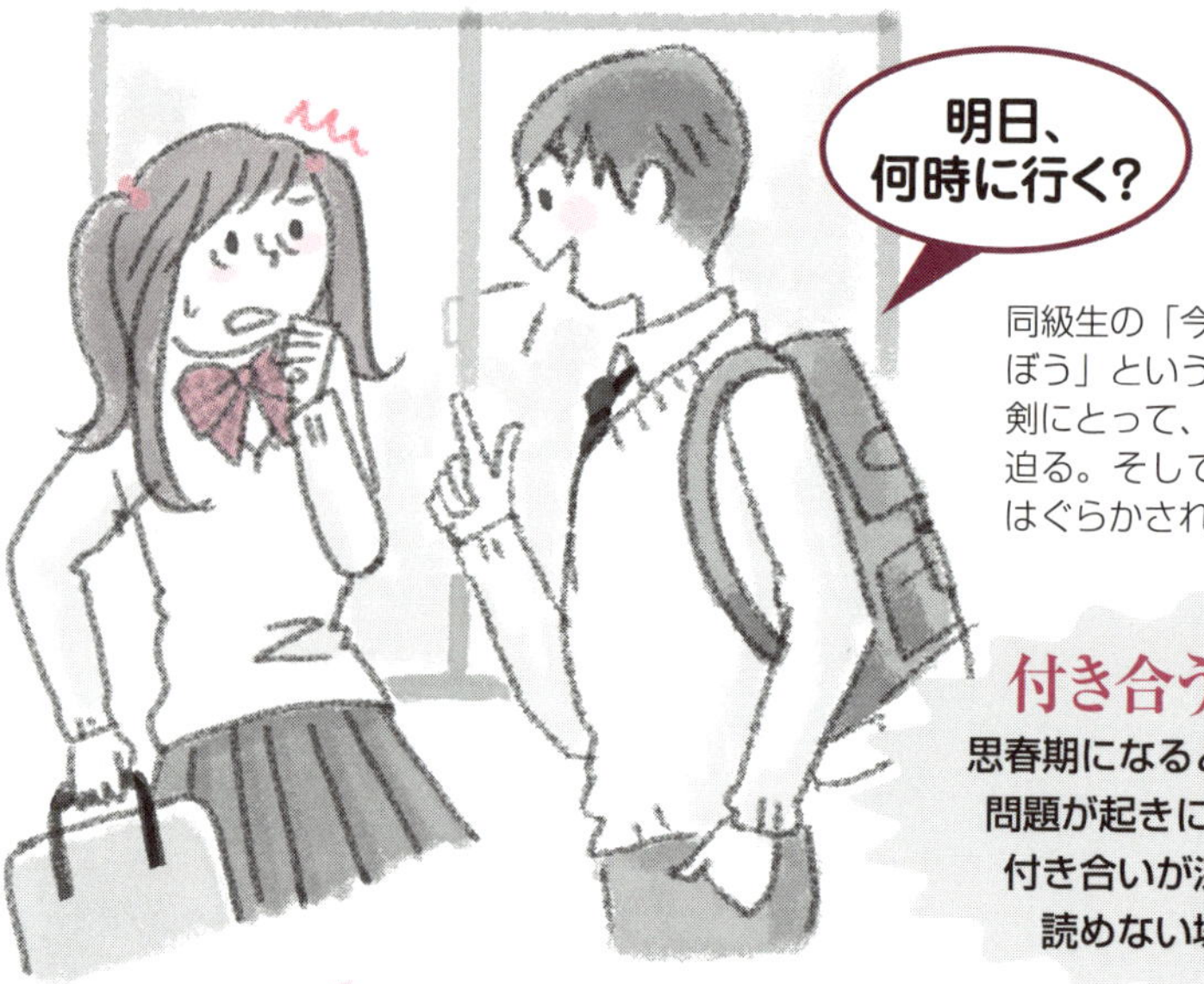

同級生の「今度みんなで遊ぼう」という社交辞令を真剣にとって、相手に約束を迫る。そして断られたり、はぐらかされたりして悩む

付き合うと不自然に

思春期になると表面的な会話では問題が起きにくくなる。しかし付き合いが深まると、空気を読めない場面が出てくる

思春期以降

長く話すと不自然に

じっくり話していると、好きなテーマを語りすぎたりする。また、話すときの表情やしぐさ、口調、敬語などが不自然になることがある

会話や友達付き合いでの特徴的な言動が、まわりの人の反感をかってしまうことがある

対人トラブルに発展することも

自閉症スペクトラムの特徴が理解されていない環境では、不自然な言動がまわりの人とのすれ違いを生み、それが積み重なって、根深い対人トラブルに発展することがある。

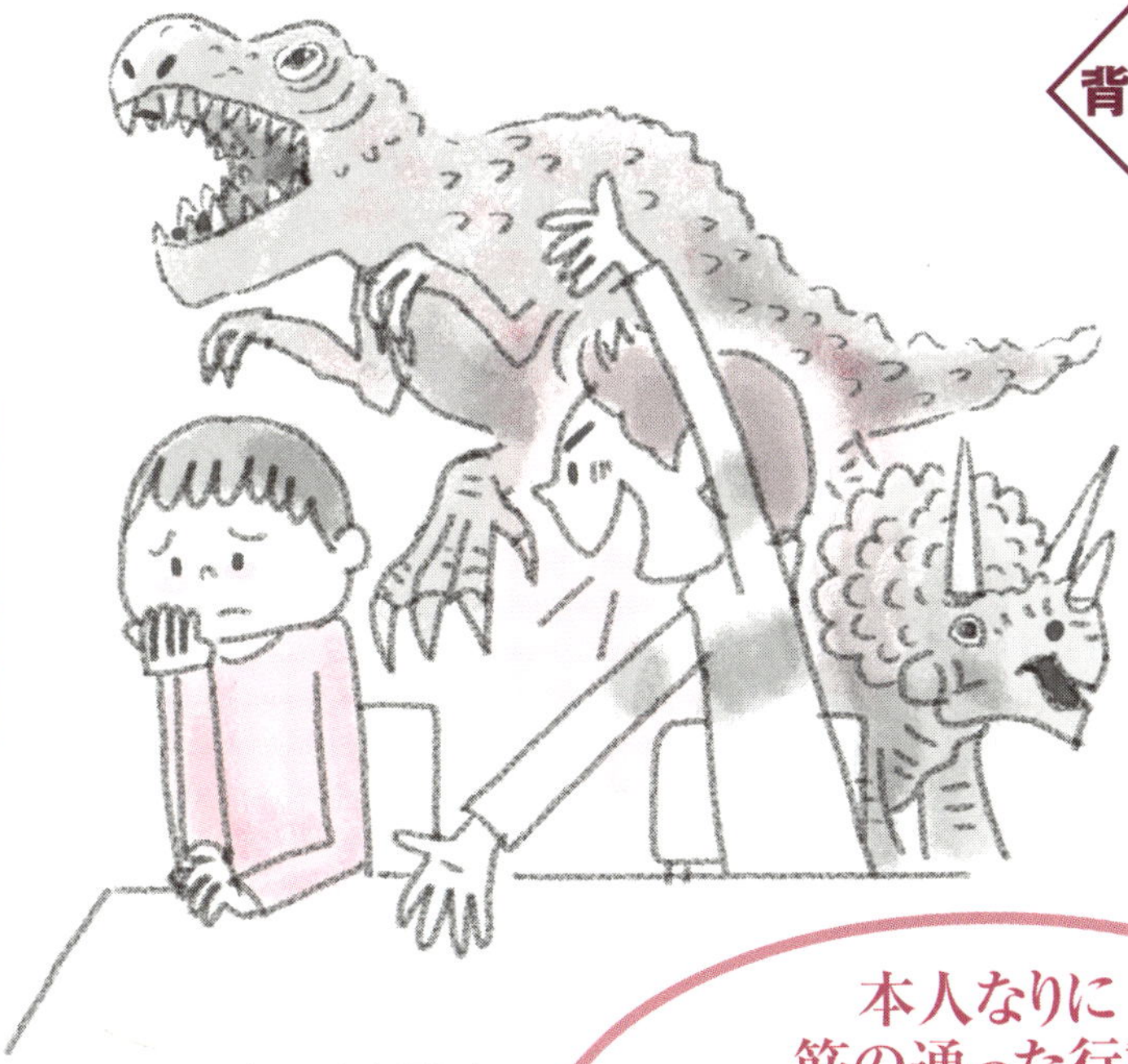

大好きな恐竜のことを語り出すと止まらない。相手から「話をやめて」と言われればそうできるが、表情で示されてもなかなか気づけない

背景　本人なりの論理がある

自閉症スペクトラムの子どもにとって、人の気持ちや場の状況といったあいまいなものは理解しづらく、事実や論理は理解しやすいものです。その考え方が、対人関係での特徴的な行動につながっています。

事実を頼りに考えている

表情でひかえめに示された気持ちなど、あいまいな情報は読みとりにくい。はっきりと聞いた言葉など、事実を頼りに考えている

本人なりに筋の通った行動

人のしぐさに応えなかったり、話し相手の意図をくみとれなかったりすることがあるが、本人にとっては、どちらも明確な情報がないため、反応しなかっただけ。本人なりに筋の通った行動をしている

自覚のある子も、そうではない子もいる

対人関係での特徴的な行動は、幼少期からみられます。

ただし特徴の現れ方は子どもによって異なります。また、年齢とともに変化するのが一般的です。

なかには、本人が苦手だと思っているのにまわりが気づいていない場合や、その反対に、本人は無自覚な場合もあります。

自閉症スペクトラム独特の考え方が背景に

独特の行動になるのは、考え方が独特だからだとされています。自閉症スペクトラムの子は「人」よりも「もの」に注意が向きやすく、人情より理屈をもとに考えがちです。

ただし、彼らが人の気持ちを理解できないわけではありません。時間をかけ、順を追って考えていけば、十分に理解できます。あいまいな情報を瞬間的・直感的に理解するのが苦手なのです。

特徴

自分のやり方やペースを本能的に優先する

対人関係と並ぶもうひとつの特徴が、こだわりの強さです。特定のものごとや方法などを本能的に優先する傾向があります。

行動　こだわりが強い

こだわりの強さも、対人関係での特徴的な行動と同じように、幼少期からみられます。趣味への情熱、ルールに対する意識など、現れ方はさまざまですが、いずれにせよ、その志向が極端に強いところがポイントです。

同じ遊びをくり返す

特定の遊びをくり返すなど、同じ行動の反復がみられる。未知の遊びや場所、人物に対して抵抗を示す

好みがせまく深い

電車や虫、数字、記号、地図、カタログなど特定のものごとに強く興味をもつ。興味の範囲がせまい

幼少期　年代別の行動

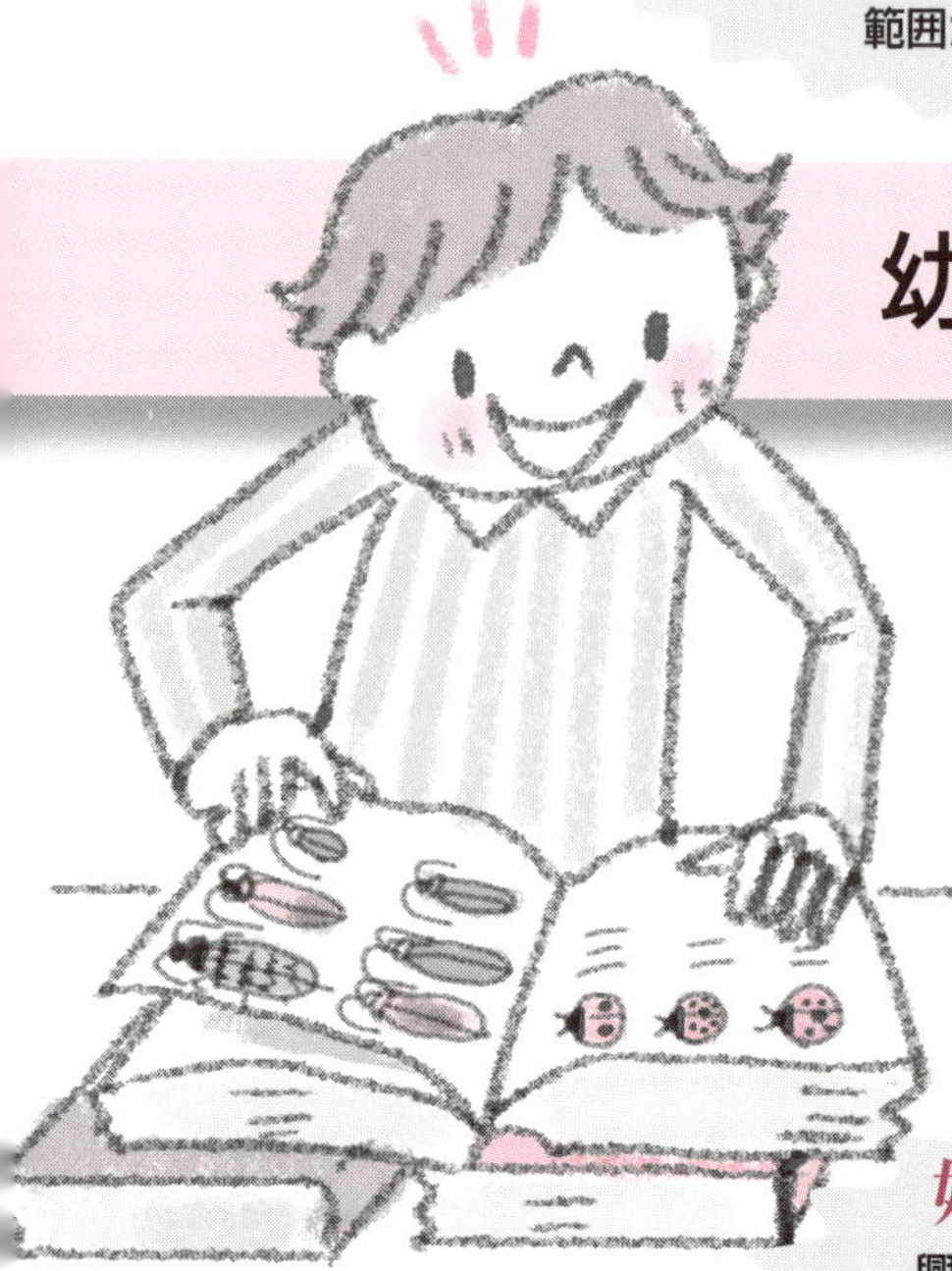

小学生くらいで図鑑にはまる。昆虫など興味のあるものについて、事実を機械的に記憶する力がすぐれている

好きなことでは優秀

興味のある領域では、すぐれた記憶力を発揮したりして、優秀な結果を出す。得手不得手がはっきりと分かれる

「食事のときはテレビをみない」というルールを守るために、オリンピックの生中継でも消してしまう

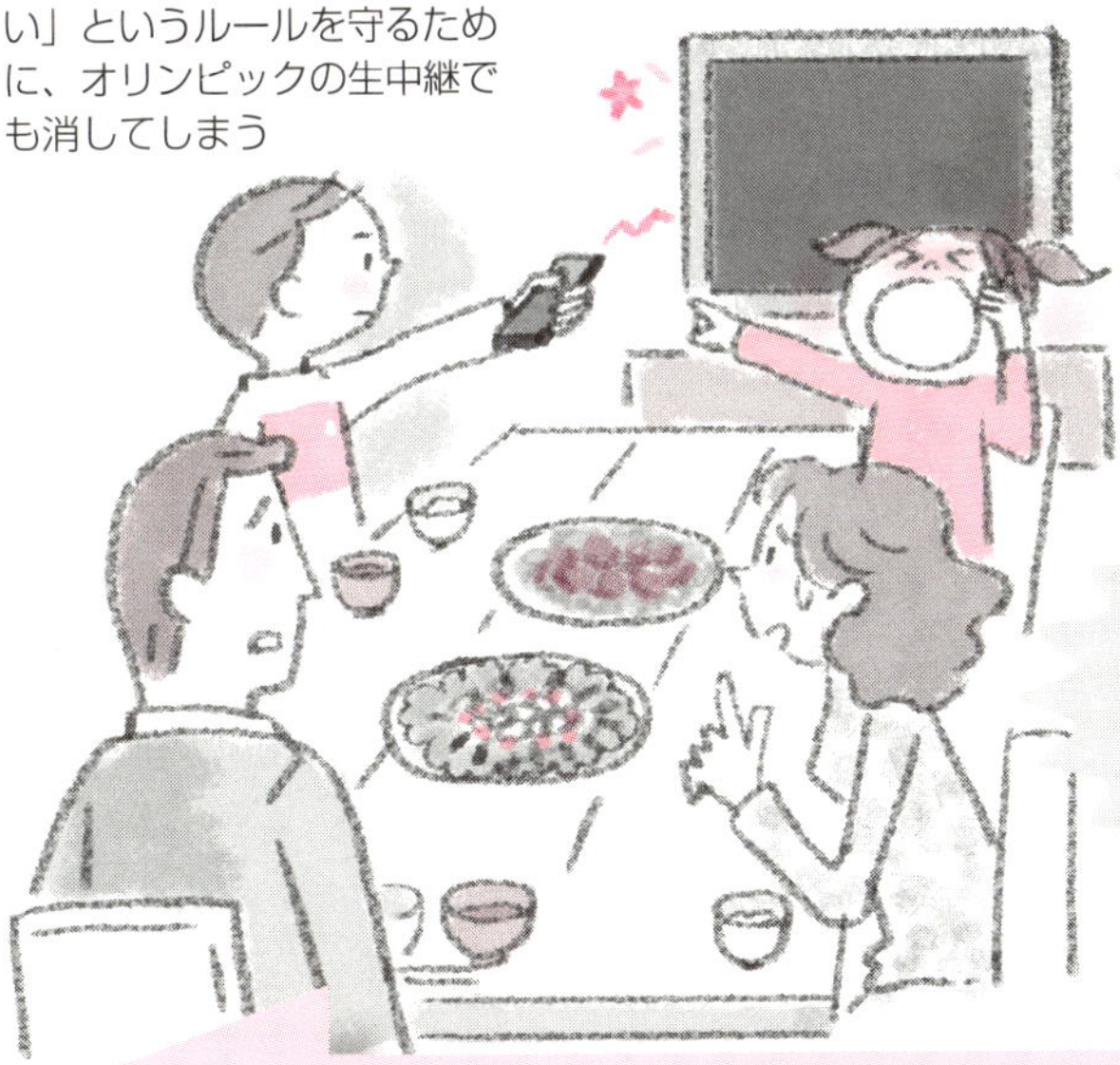

手順を変えられない

方法や手順、ペースなどをいつも同じようにしたがる。状況に合わせて柔軟に変えることが苦手。変更を求められてパニックになることも

ルールを守りたがる

規則やものの配置など、ルールが明確なことは守れるが、守ることにこだわって、周囲と衝突することがある

情熱が強すぎる

好きなことへの情熱が強すぎて、その分野で人に負けたり、知らないことがあったりしたときにパニックになる子がいる

次のページへ続く

「専門用語」解説コラム

●こだわり

「こだわり」という特徴に明確な定義はありません。

本書では、自閉症スペクトラムの子が自分の興味や関心、方法、ルール、ペースなどを本能的に優先することを、こだわりと表現しています。

●常同行動

特定の行動をくり返すことです。自閉症スペクトラムの特徴のひとつで、知的障害をともなう子では、手をヒラヒラと振る、体をゆらす、光るものや水などを眺め続ける、道具を回すなどの常同行動がみられます。

●一番病

好きな分野で一番になれないとパニックになってしまうこと。医学用語ではなく、俗称です。一番であることにこだわるあまり、なにごとも人と競争しようとする子もいます。

特徴
自分のやり方やペースを本能的に優先する

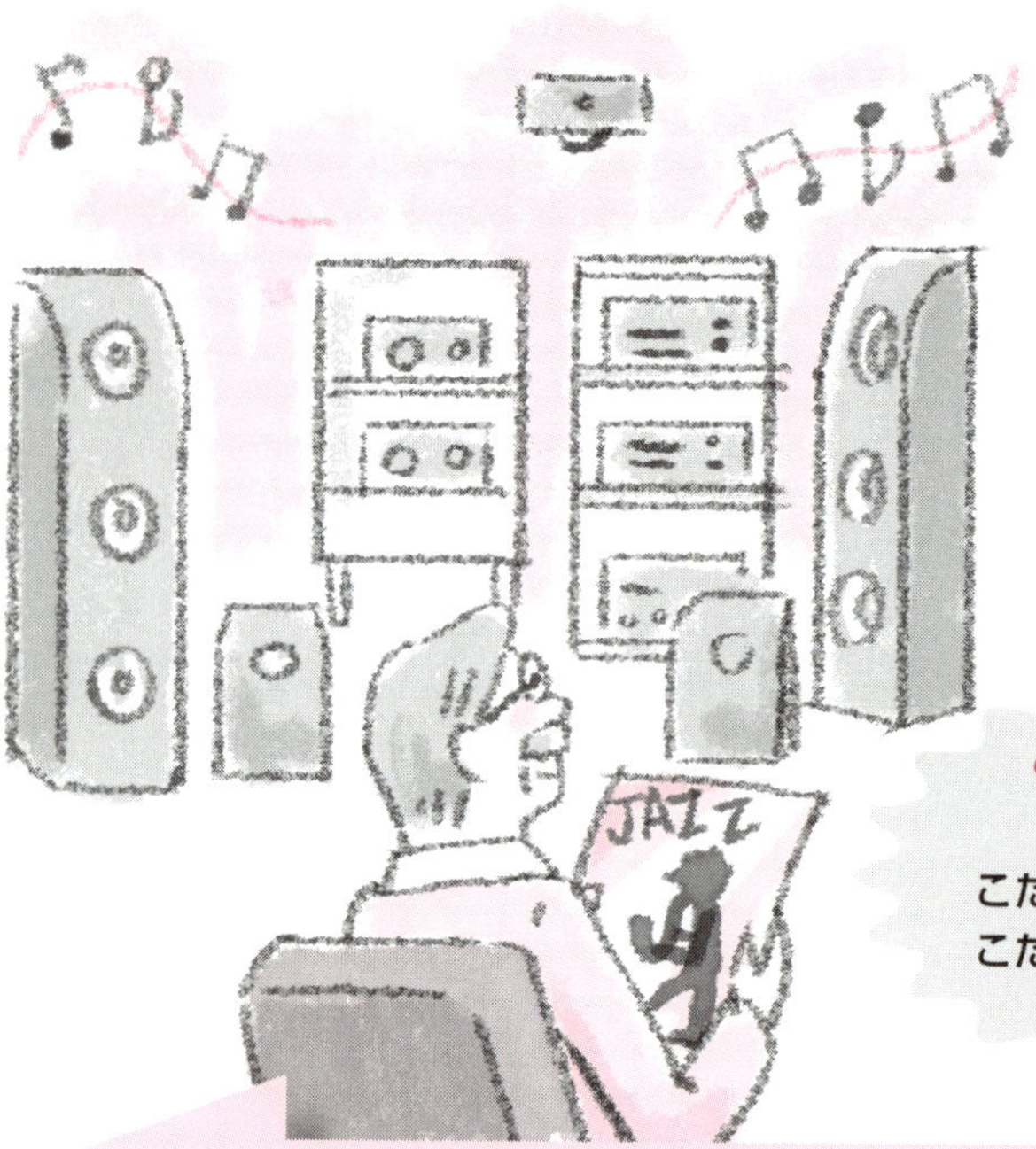

思春期以降は、よい意味でのこだわりになる場合もある。オーディオセットに凝っている大人もいる

こだわりの発達

成長するにつれて、こだわりは変わる。電車へのこだわりが趣味や余暇活動につながるのがよい例

思春期以降

こだわりの保存

こだわりに使うエネルギーは一定。こだわりの対象が変わると、以前のこだわりは減っていく

対人関係へのこだわりもある

自閉症スペクトラムの二大特徴が重なり、「対人関係へのこだわり」となる場合があります。

たとえば、同じ趣味をもつ仲間と、いつも一番をめぐって争っている場合です。その相手との関係にこだわっている状態で、どんなことでも自分と相手を比べるようになっていきがちです。

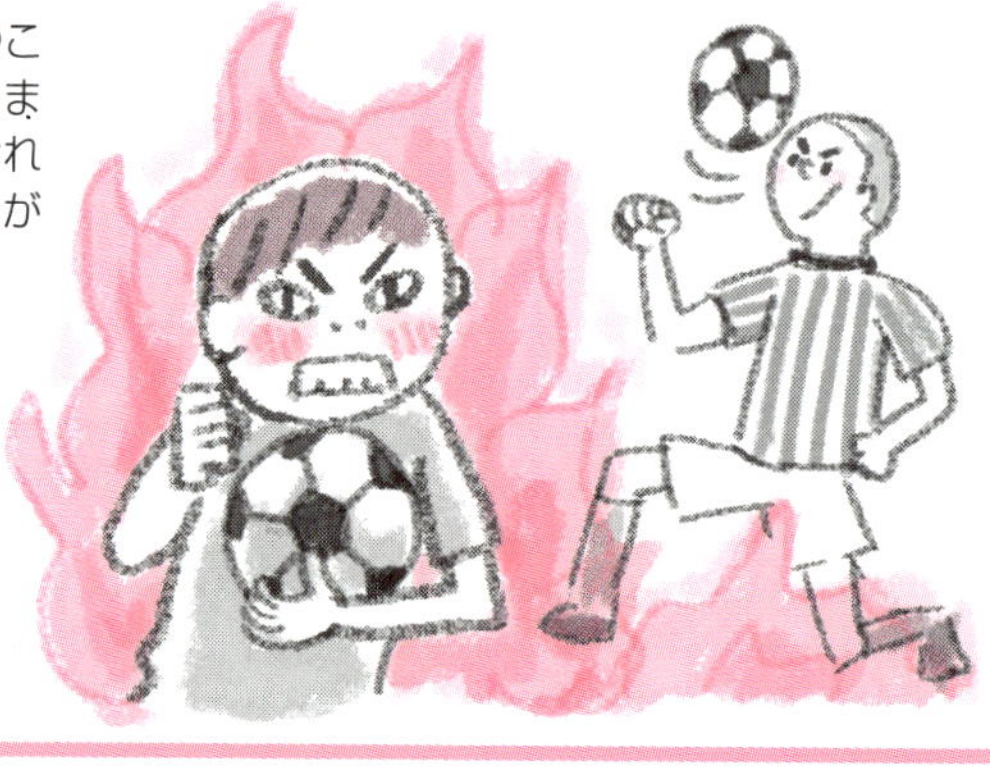

ライバルに勝つことを優先してしまい、他にしなければならないことがおろそかに

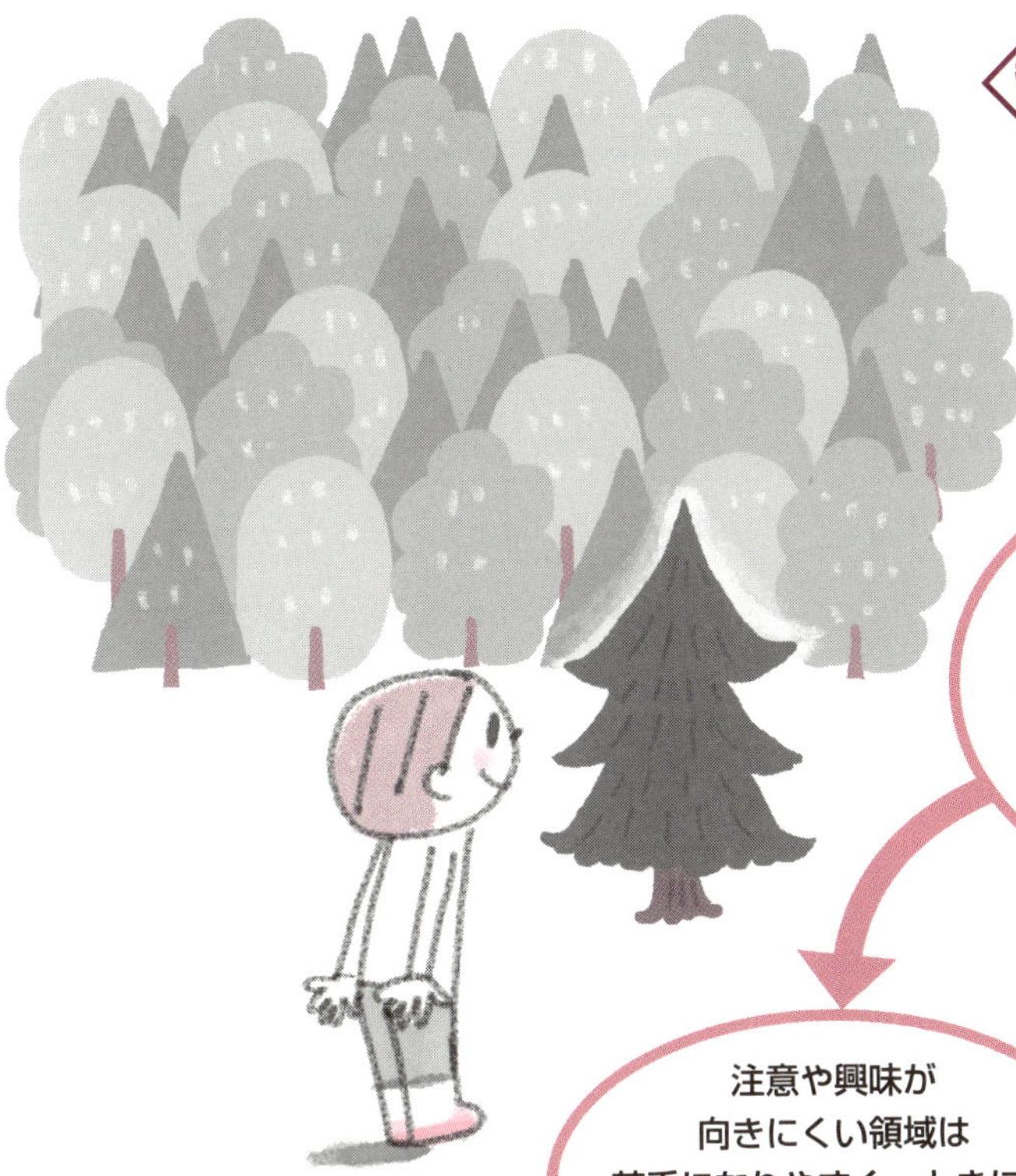

自閉症スペクトラムの子は「木をみて森をみず」に行動する傾向がある。それがこだわりと関係しているらしい

背景　全体より部分が気になる

自閉症スペクトラムの人には、全体よりも部分に注意を向ける傾向があるといわれています。それが、特定の部分へのこだわりとなって現れているのだと、考えることができます。

「中枢性統合」の異常

情報を統合して全体像を把握することを「中枢性統合」という。自閉症スペクトラムの人はこの機能に異常があるといわれる

注意や興味が向きにくい領域は苦手になりやすく、ときには「わざとさけている」などと誤解される

特定の部分への注意や興味が強くなる。その領域では集中しやすく、結果も出やすい。そして興味がさらに強くなっていく

好き嫌いが極端に分かれる

こだわりの強さは、幼少期には興味のかたよりとして目立ちます。特定のおもちゃにこだわったり、同じ遊びをくり返したり。好き嫌いが極端に分かれるのです。

その後、子どもが成長するにつれ、こだわりは行動や考え方にもみられるようになり、やがて勉強や仕事にもつながります。

思春期以降は、好き嫌いというよりは趣味や得意分野、くせという形に変わっていきます。

よい意味のこだわりにしたい

同じこだわりでも「技術へのこだわり」といえば、よい意味に聞こえます。また、一見、問題のような「一番病」も、勝負の世界では長所になるでしょう。

こだわりは、うまく活用すれば（86ページ参照）、本人にとってもまわりの人にとっても喜ばしいものになります。

特徴

視覚や聴覚、触覚などの機能に異常がある

二大特徴のほかにも、いくつかの特徴があります。よくみられるのが感覚と運動のかたより。特定のことを苦手としたり拒絶したり、反対に好んだり、人それぞれに違います。

行動　感じ方が人と違う

感覚の働きにも、特徴が現れます。個人差が大きく、視覚にかたよりがある人もいれば、聴覚に特徴的な様子がみられる人もいます。ほかにも触覚や味覚など、あらゆる感覚が関係します。

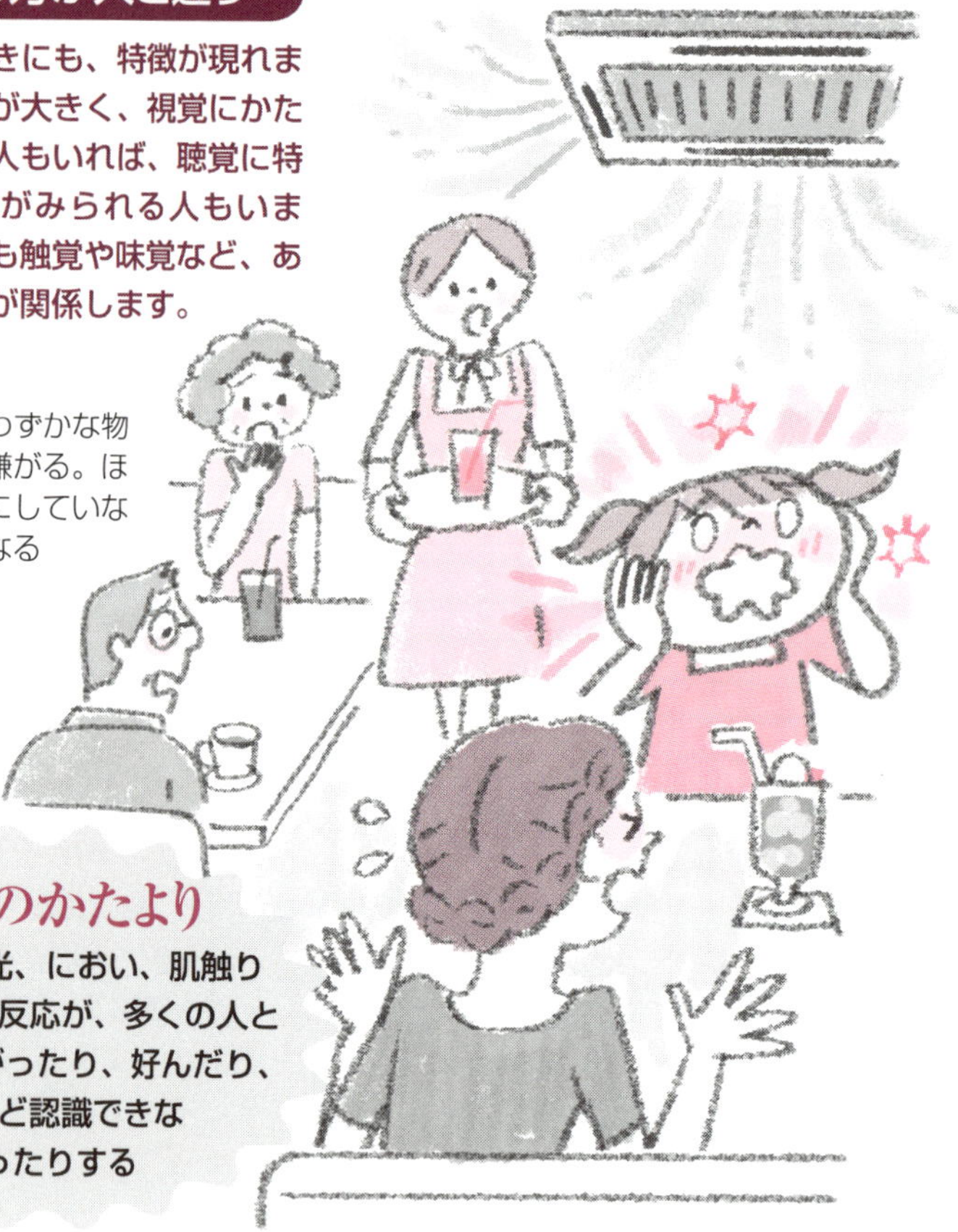

空調装置のわずかな物音をひどく嫌がる。ほかの人は気にしていない音が気になる

感覚のかたより

特定の音や光、におい、肌触りなどに対する反応が、多くの人と異なる。嫌がったり、好んだり、ほとんど認識できなかったりする

行動　運動が苦手になりがち

運動面に特徴が現れることもあります。苦手とする人が多いのですが、正反対に得意とする人もいます。

動きがぎこちない

細かい作業が苦手、大きな動きが苦手など、人それぞれに特徴が大きく異なる。触覚や痛覚の異常で運動が苦手な人もいる

背景　脳機能の異常がある

感覚と運動のかたよりは、脳機能の異常によるものだと考えられています。脳の働きが他の人とは異なるために、感じ方や動き方も違ってくるのです。

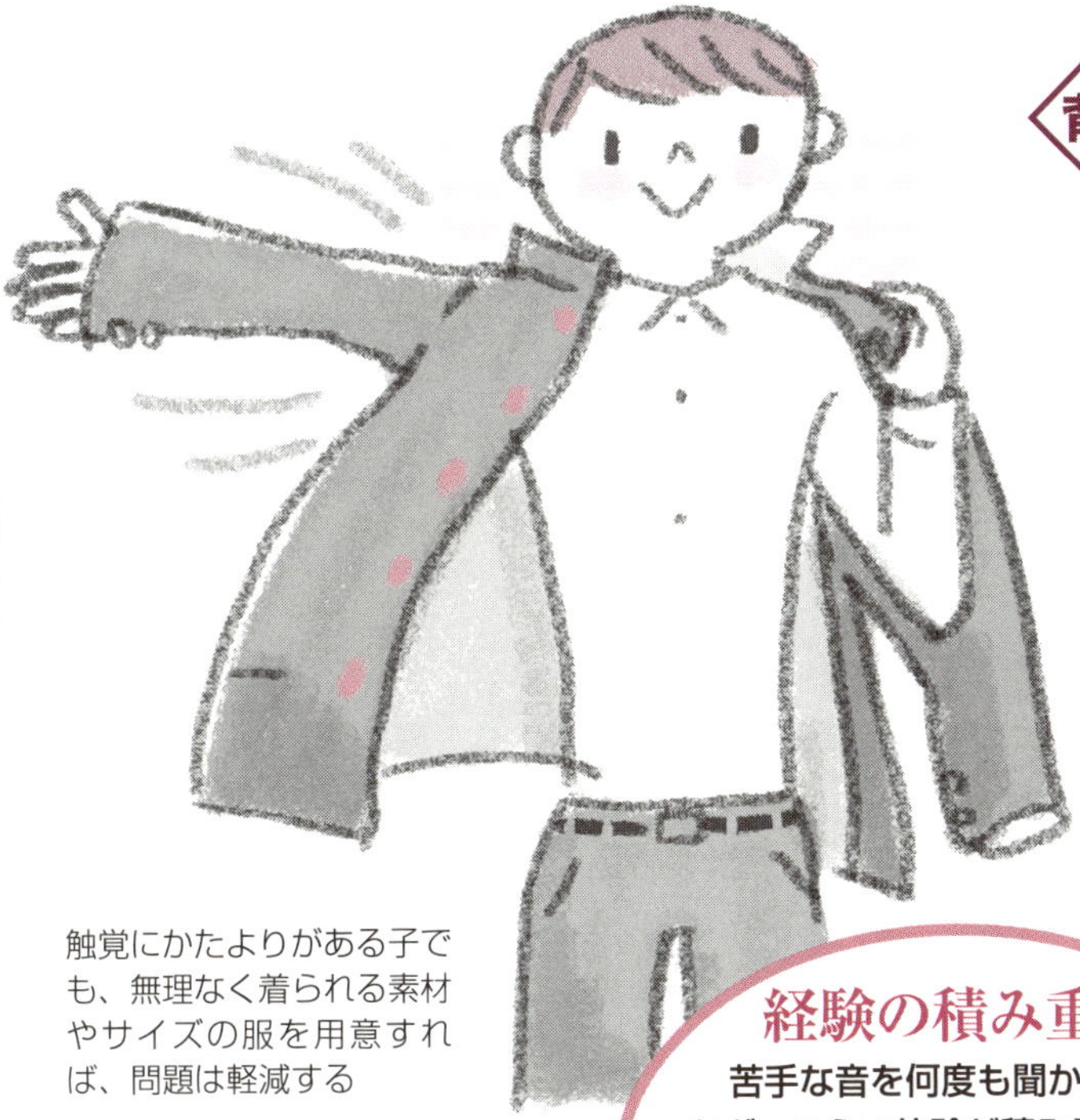

触覚にかたよりがある子でも、無理なく着られる素材やサイズの服を用意すれば、問題は軽減する

脳機能の異常

音や光などの「感覚刺激」を
感知し、理解するときには脳が働く。
その脳の働き自体に異常がある。
そのために感じ方が違う。
気の持ち方や慣れの
問題ではない

＋

経験の積み重ね

苦手な音を何度も聞かされる
など、つらい体験が積み重なると、
苦手意識がさらに強くなる。反対に、
無理をさせずにできることで
生活を整えていくと、
気持ちが安定する

人によって状態がかなり違う

感覚と運動のかたよりは、二大特徴と比べて、個人差がかなり大きく現れます。同じ聴覚のかたよりでも、騒音を苦手とする子もいれば、多くの人にとってはなんでもない物音で大パニックになる子もいます。また、聴覚にはかたよりがない子もいます。

子どもによって状態はかなり違うので、一人ひとりの感じ方を確かめなくてはいけません。

他の人との違いを自覚するのが難しい

また、感覚のかたよりには、子ども本人が自覚しにくいという性質があります。その子にとっては、自分の感覚がつねに標準です。ほかの子がどう感じているか、実感するチャンスがありません。

生活上の困難が生じても、感覚のかたよりがあるとは思えず、忍耐力の問題だと考え、自分を責めてしまったりします。

特徴

過去を覚えるのは得意、未来を想像するのは苦手

特徴のなかで長所になりやすいことのひとつが、記憶力のよさ。過去に起こった事実を覚えることが得意です。

行動　過去の事実はよくわかる

記憶の仕方の特徴も、よくみられることです。自閉症スペクトラムの子は、好きなことをよく覚えます。とくに名称や年号、データなど、事実関係の記憶が得意です。

好きな知識は身につく

興味のある領域では、すぐれた記憶力を発揮する。知識をどんどん身につけ、大人顔負けの活躍をする

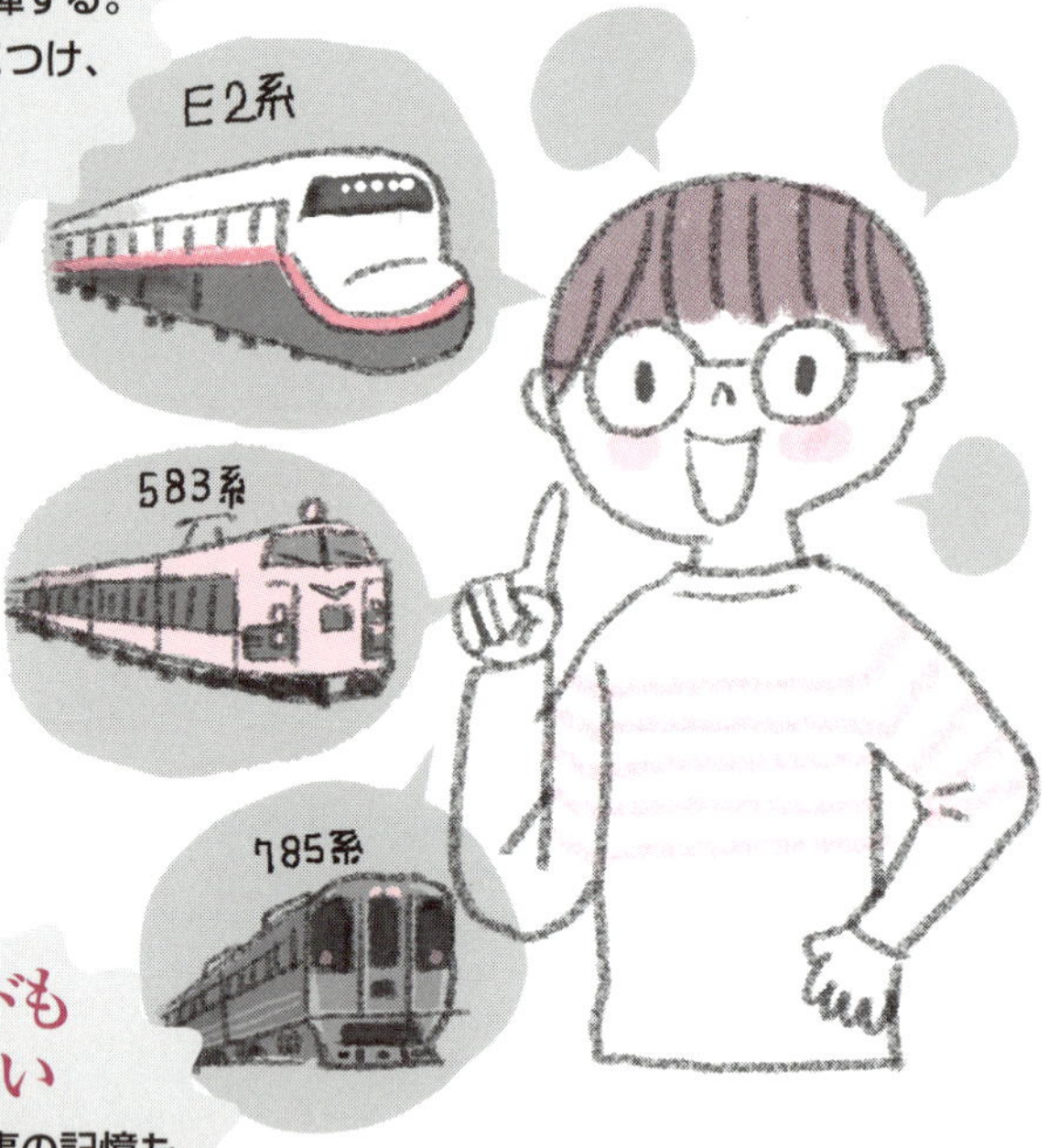

「電車博士」と呼ばれるくらいの知識量をもつことがある

エピソードも残りやすい

自分が体験した出来事の記憶も、比較的残りやすい。ただし、そのときの人の気持ちや場の状況などは認識していないことが多い

忘れたいことも覚えてしまう

よいことだけでなく、嫌なこともしっかり覚えてしまう。記憶力がよすぎて、忘れたくても忘れられない

先を予測するのは苦手

知識や記憶をたくわえても、それをもとにして予測や予想をするのは苦手。過去を未来につなげる考え方がなかなかできない

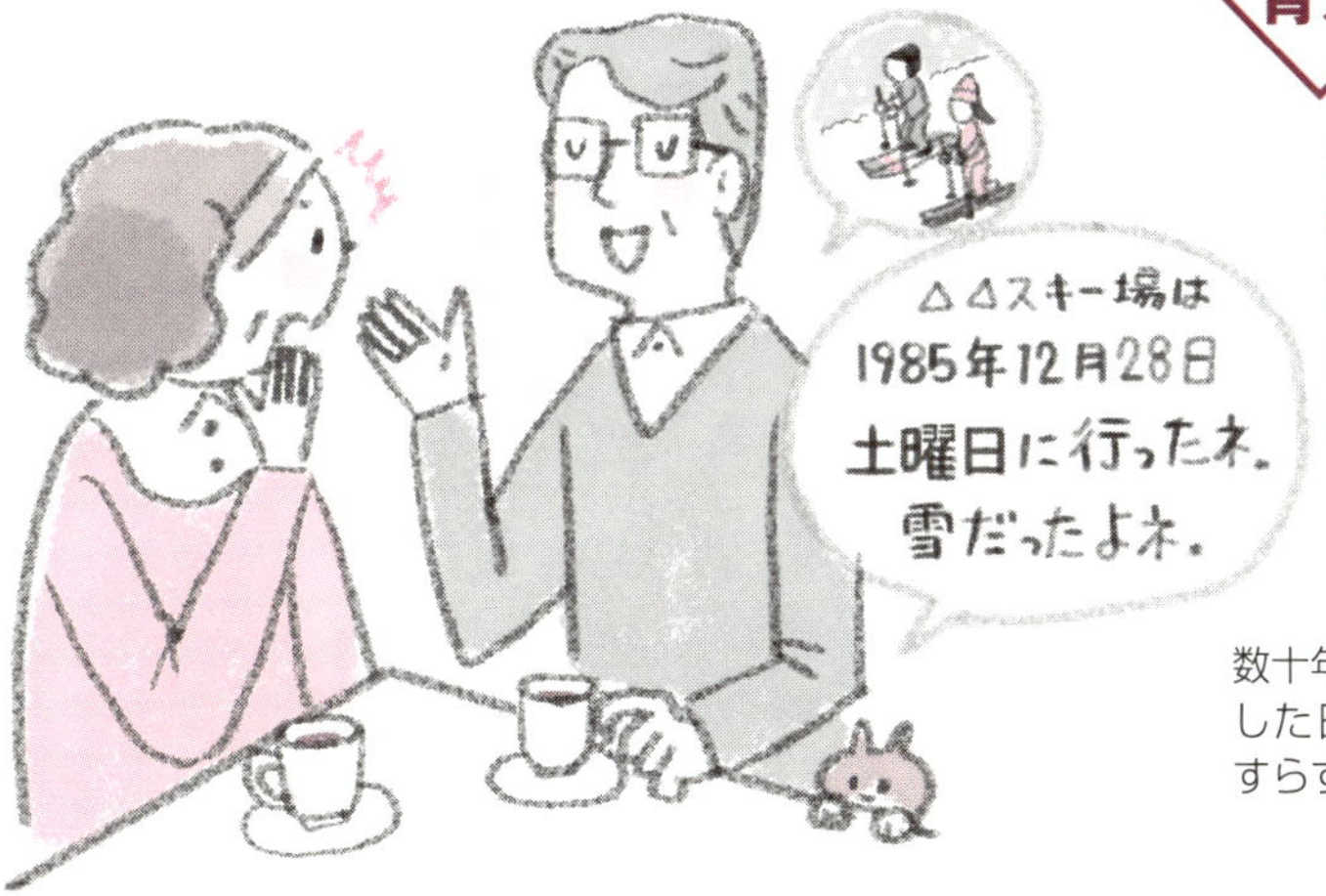
△△スキー場は
1985年12月28日
土曜日に行ったネ。
雪だったよネ。

数十年前にスキーをした日付や曜日を、すらすらと語り出す

背景 記憶力と想像力のかたより

くり返しになりますが、自閉症スペクトラムの子は事実を好み、あいまいな情報を嫌います。記憶力の強さにも、この志向が関わっています。過去の事実はうまく扱えるのですが、未来のまだ不確かなことは、なかなか理解できないのです。

記憶力の強さ

過去の事実を覚えることは得意。日付や出来事などを数十年にわたって正確に記憶できる人もいる。また、事典的な知識をたくわえるのもうまい

想像力の弱さ

未来の出来事を想像するのは苦手。過去に体験したことをなぞって行動するのが好き。予想外のこと、未知のことには、なかなか対応できない

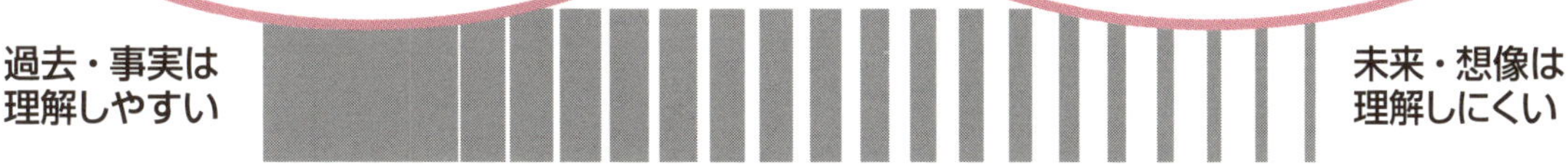
過去・事実は
理解しやすい
未来・想像は
理解しにくい

記憶しやすいことと しにくいことがある

記憶力がすぐれているのは確かですが、全般的に優秀なわけではありません。覚えやすいこととそうでないことがあります。

名称や年号のような事実関係はよく覚えられます。歴史関連の知識をもつのは得意です。いっぽう、たとえ話や暗黙のルールなど、あいまいで抽象的なことは、理解するのも、覚えるのも苦手です。

未来のわかりにくさが 想像力の障害に

あいまいなことのひとつが、将来です。将来はまだなにも決まっていません。自由に選択できます。将来や未来は、確かな事実を好む自閉症スペクトラムの子にとって、理解しにくいことなのです。

未来、つまり「これから起こること」を考えるのが苦手だという特徴は、「想像力の障害」とも表現されます。記憶力の特徴と、対になる要素ともいえるでしょう。

特徴

育ち方によって、特性の現れ方は変化する

自閉症スペクトラムの特徴（特性）は、先天的なものであり、なくなることはありません。しかし子どもの育ち方によって、その現れ方は変わります。

行動　特性の現れ方が変わっていく

自閉症スペクトラムの特性があることはずっと変わりませんが、その現れ方は、子どもの成長とともに変化します。特性が適度に発揮される子もいれば、過度に表面化してストレスになっている子もいます。

配慮のない環境では失敗しやすく、不安が強くなる。苦手なことがますます苦手になり、オドオドしてしまう

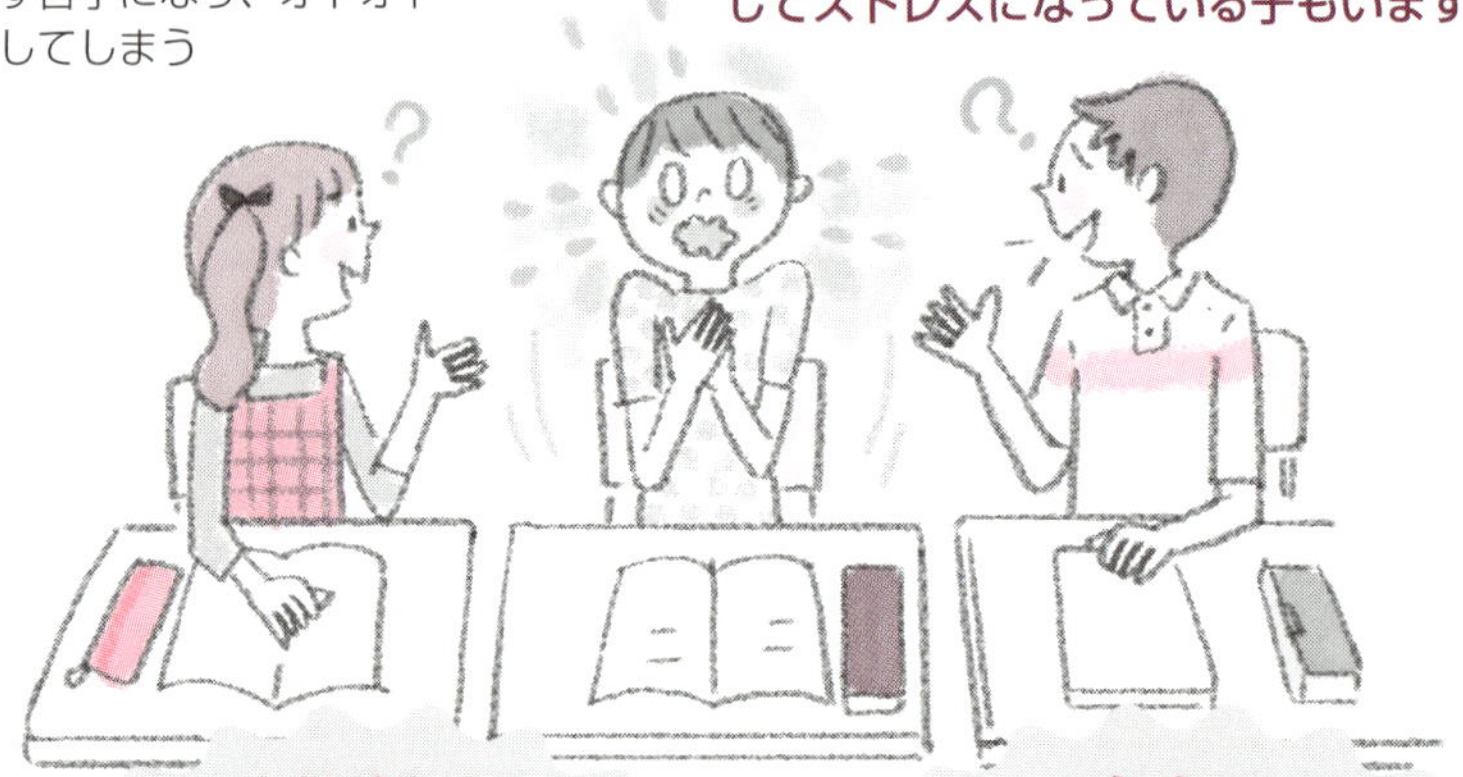

過度に現れるタイプ

理解が得られず、失敗や周囲との衝突が起こりやすくなっている。特性が問題となって過度に表面化している

適度に現れるタイプ

理解を得て、特性を生活のなかで適度に発揮できている。本人もまわりの人も「よい個性」だと感じている

放任でも訓練でもない適度な課題設定を

自閉症スペクトラムの子にはさまざまな特性があり、社会生活を自力で切り開くことが簡単ではありません。また、サポートを得ても難しいことが存在します。

彼らには、本人まかせの放任的な育て方も、大人主導の訓練的な育て方も合いません。前向きで意欲的な子でも、そのように配慮の足りない環境では失敗体験を積み重ね、自信を失っていきます。それが特性の現れ方に影響します。

放任でも訓練でもない、適度な課題を設定してください。そうすれば、子どもは自己理解を深め、難しいことは人に相談できるように育っていきます。

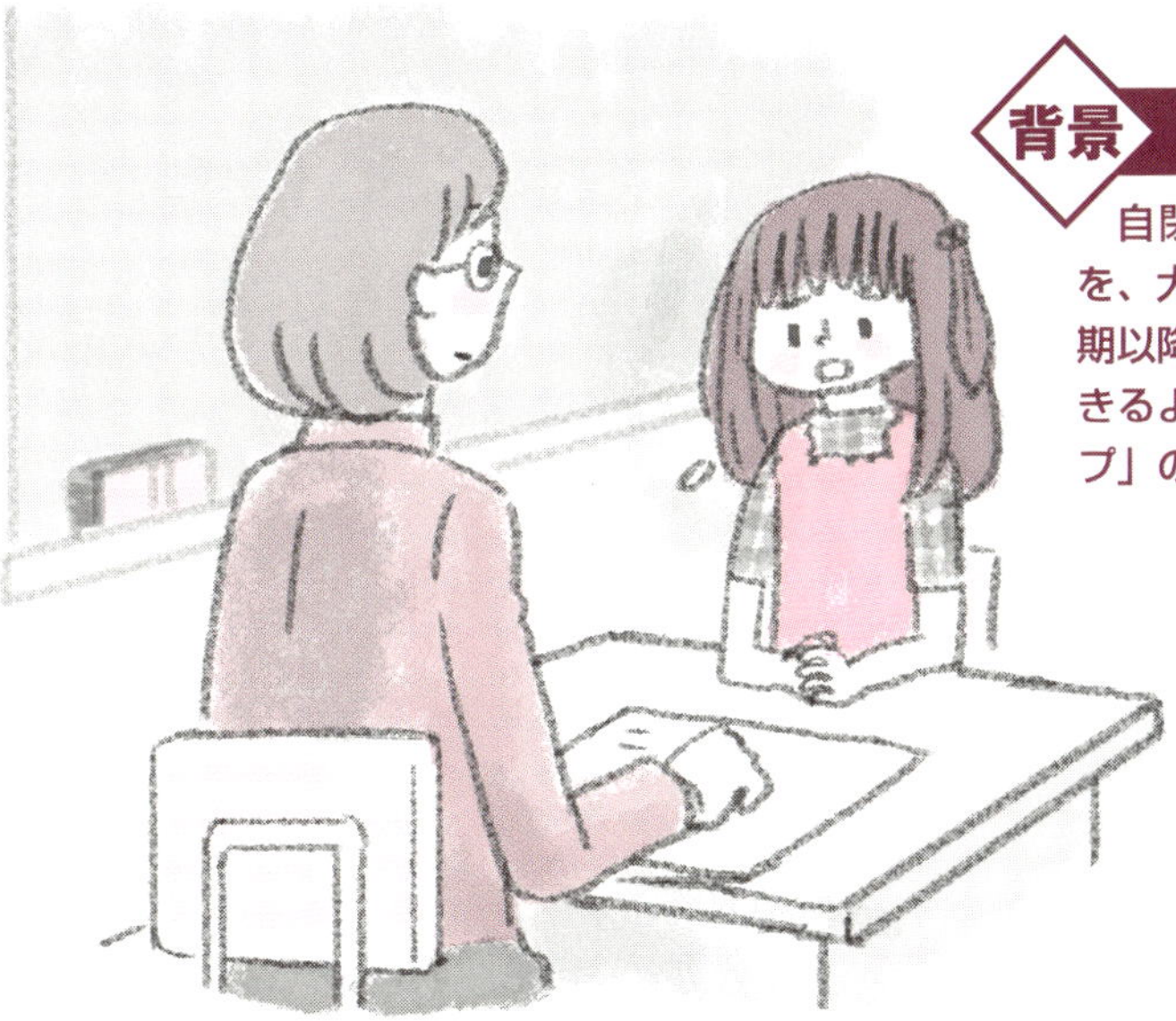

背景 4通りの育ち方がある

自閉症スペクトラムの子どもの育ち方を、大きく4つに分けてみましょう。思春期以降に、特性を社会生活で適度に発揮できるようになるのは「特性特異的教育タイプ」の育ち方をした子どもたちです。

「特性特異的教育タイプ」で育った子は、自己理解が進みやすい。苦手なことは学校の先生や友達に相談できるようになっていく

特性特異的教育タイプ

子どもの特性を理解し、それに合った教育をする育て方。特性や本人の興味に応じて課題を設定。また、いつでもまわりに相談してよいことにする。それで特性がなくなるわけではないが、子どもは得意なことをいかし、苦手なことは人に頼れるようになっていく

理解が適切	支援も適切

放任タイプ

子ども自身の力で育っていくことに期待して、特性には配慮しない育て方。理解も支援も不足し、生活面や学習面での困難、まわりの人との衝突などが、なかなかさけられない。子どもは人との交流をさけたり、反対に攻撃的になったりしがち

無理解	支援不足

過剰訓練タイプ

社会生活に必要なスキルを教えこんで、特性を克服させようとする育て方。特性への理解が足りず、苦手なことでも無理やり訓練させるので、子どもに過度の負担がかかる。子どもは悩んでも人に相談できなくなりがち。精神症状が出ることもある

無理解	支援が不適切

自主性過尊重タイプ

特性を心配し、それが子どものストレスにならないように、トラブルを徹底的に回避する育て方。本人が嫌がることは基本的にさける。ストレスは減るが、課題が先送りになりがち。学生時代は問題が起こらず、就職後にトラブルが続発したりする

理解が不適切	支援不足

COLUMN

「社会的コミュニケーション障害」とは

社会的コミュニケーション障害
(Social Communication Disorder)

- 対人関係の調整が難しい
- こだわりは強くない

自閉症スペクトラム障害
(Autism Spectrum Disorder)

- 対人関係の調整が難しい
- こだわりが強い

※どちらもアメリカ精神医学会のDSM最新版の規定。2013年に発表されたばかりで、今後の研究が待たれる

「対人関係」の特徴だけがみられる状態

　これまでにも解説してきた通り、国際的な診断分類のひとつ、アメリカのDSMでは「自閉症スペクトラム障害（ASD）」という分類が採用されています。

　このDSMには、ASDとは別に「社会的コミュニケーション障害（SCD）」という分類があります。

　これは簡単にいうと、ASDの二大特徴のうち、「対人関係」だけがみられ、「こだわり」はみられないという状態です。

どのくらいの人が当てはまるのかわからない

　ASDとSCDは、よく似ています。実際に、ASDと診断されている人の一部は、SCDにも当てはまるといわれています。

　ただ、ASDの二大特徴は重なり合うところがあり、表裏一体とも考えられるものです。そのいっぽうだけが強く現れるケースがどれくらいあるのか、まだよくわかっていません。

　SCDという分類については、今後、研究が進められていくでしょう。

3 気づいてから、診断を受けるまで

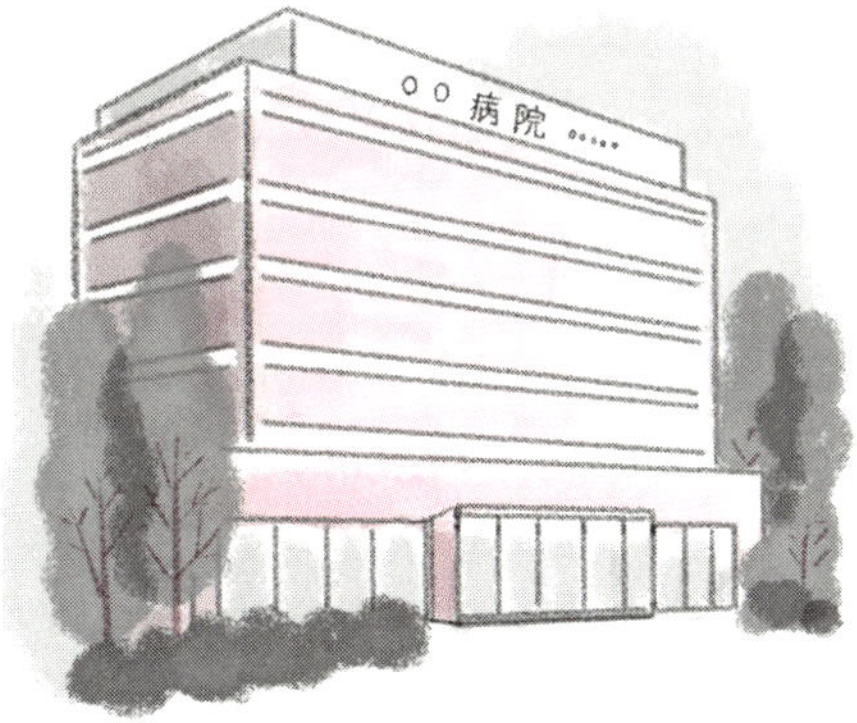

自閉症スペクトラムは、
早ければ乳幼児健診で気づかれます。
健診をきっかけに専門医を受診し、
そこで正確な診断を受けます。
しかし、長い間気づかれず、
大人になってから知る人もいます。

3章のキーワード

- ●乳幼児健診と発達相談
- ●受診先
- ●行動観察、面接、心理検査

ストーリー❸

発達相談の窓口で、息子の様子をみてもらった

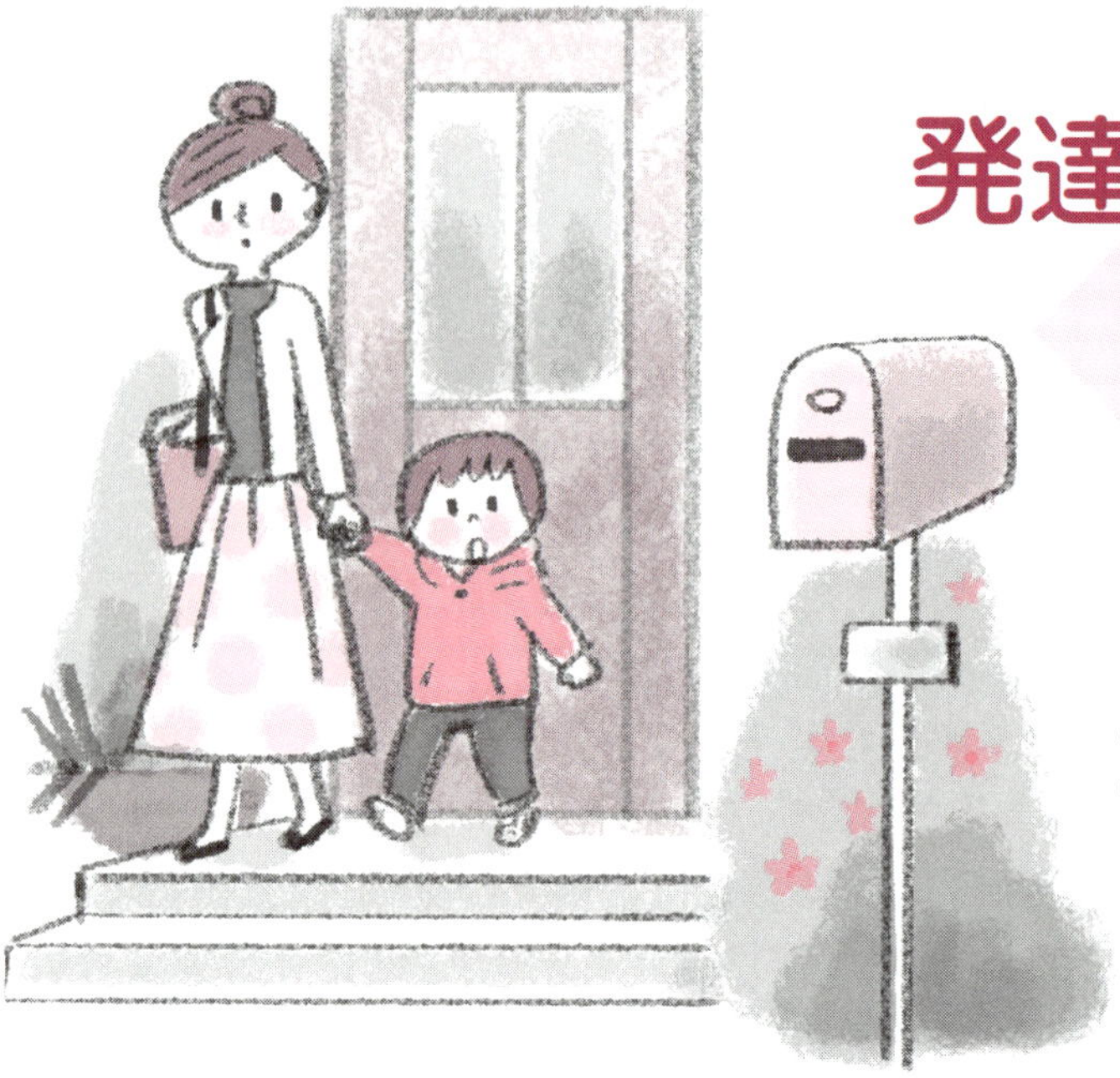

1 自閉症スペクトラムのことはなかなか受け止めきれませんが、息子の言葉の発達が遅れているのは事実。発達相談の窓口に行ってみることにしました。

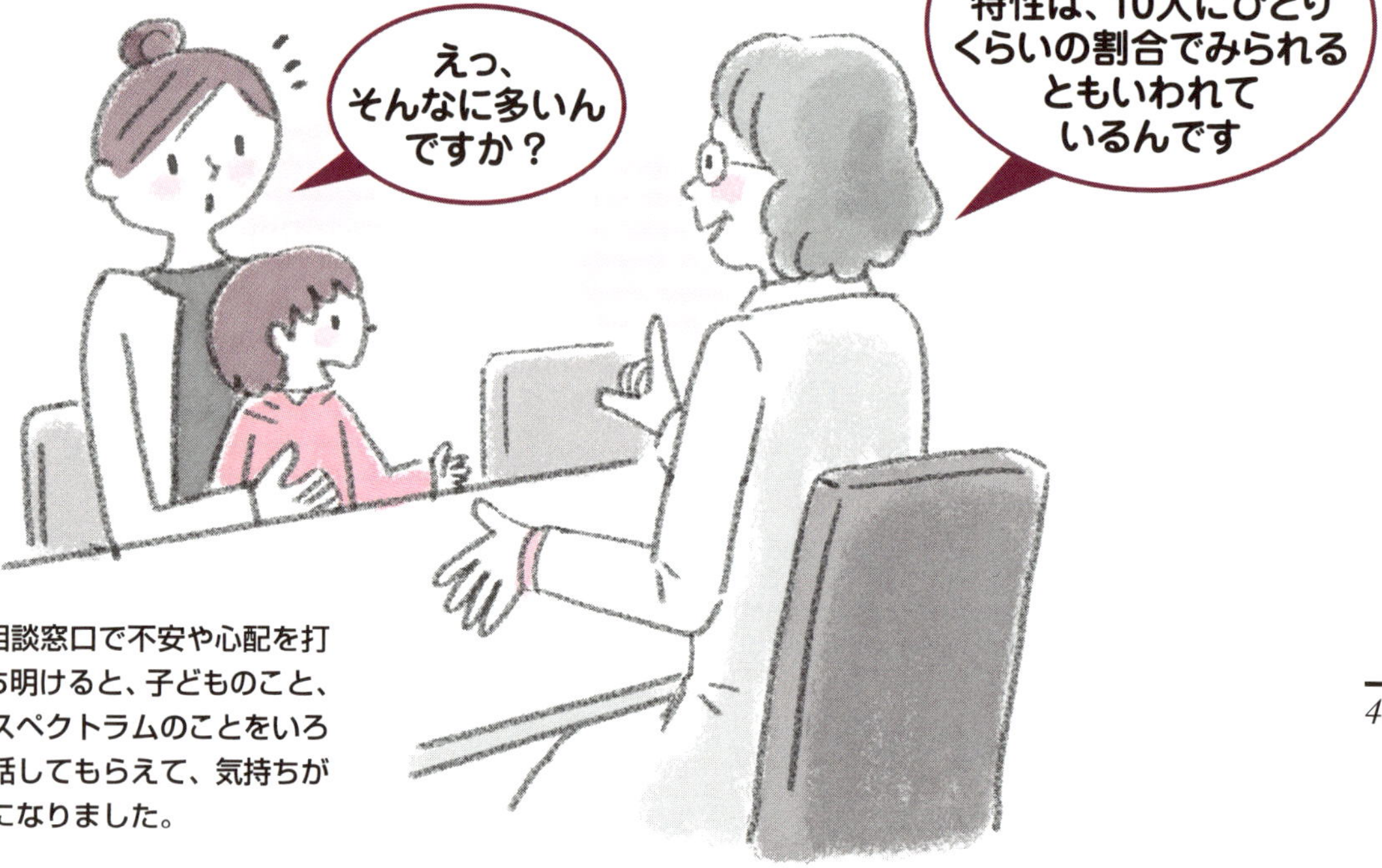

自閉症スペクトラムの特性は、10人にひとりくらいの割合でみられるともいわれているんです
えっ、そんなに多いんですか？

2 相談窓口で不安や心配を打ち明けると、子どものこと、自閉症スペクトラムのことをいろいろと話してもらえて、気持ちが少し楽になりました。

3 相談窓口で、発達の専門医がいる病院を教えてもらいました。自閉症スペクトラムについて、もう少し話を聞き、子どものことをもっと理解したいと思い、病院に連絡しました。

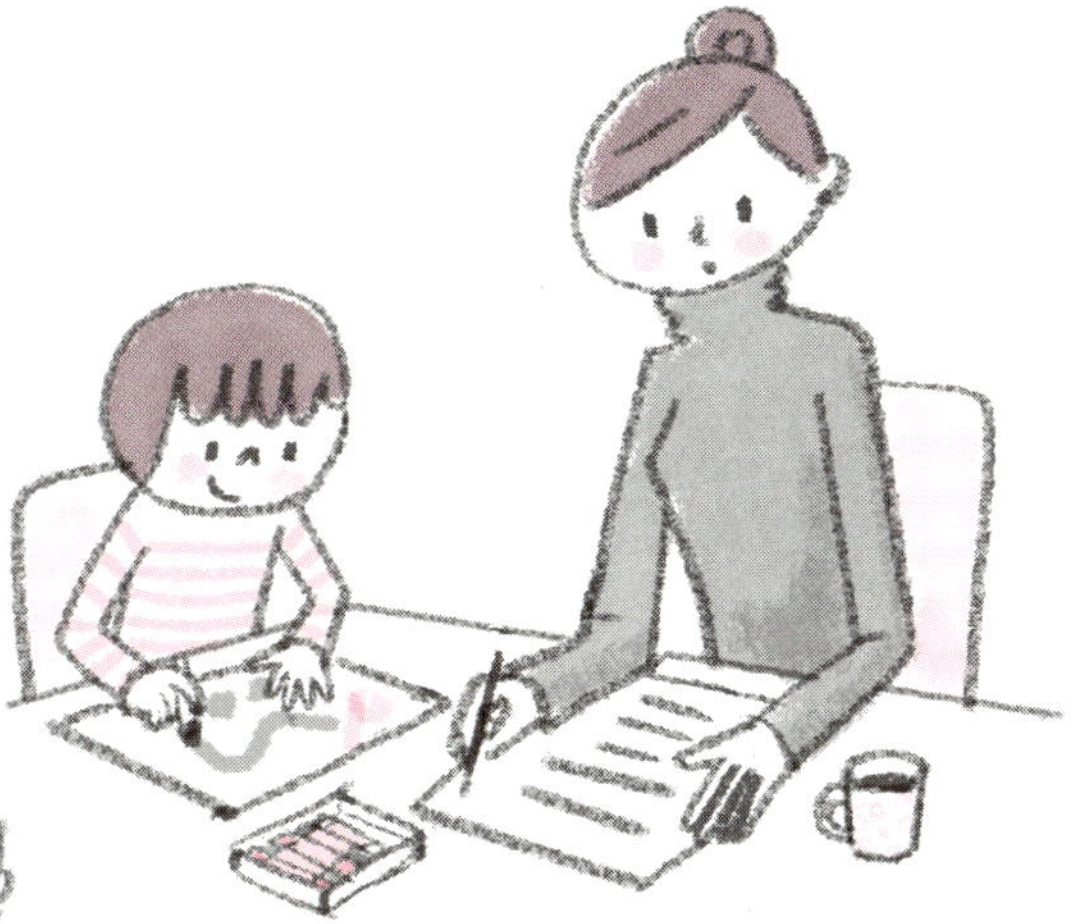

4 診察の予約をとり、病院に行きました。専門医は子どもが遊ぶ様子を観察したり、これまでの成長を聞いたりして、子どもを丁寧にみてくれました。

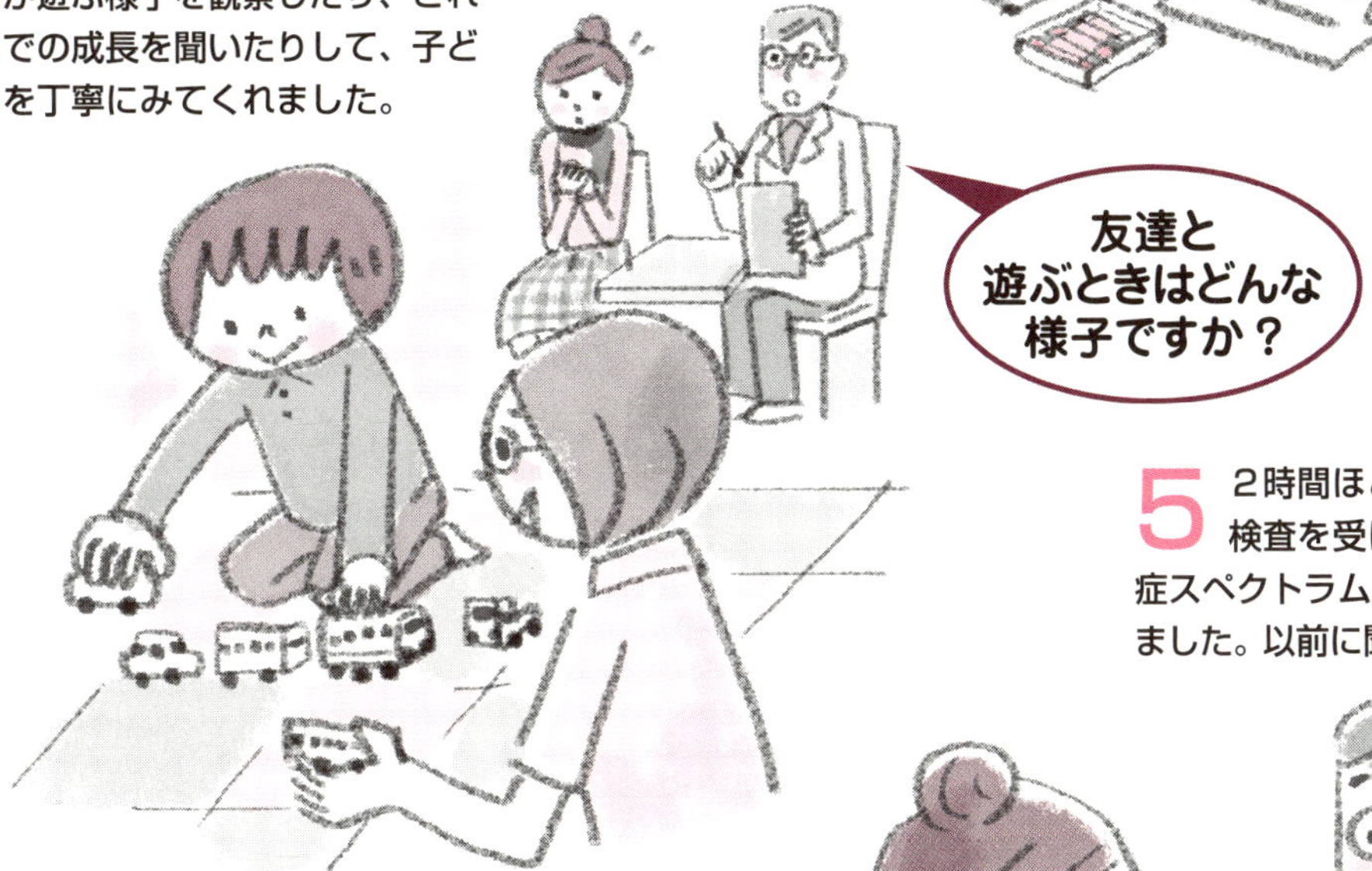
友達と遊ぶときはどんな様子ですか？

5 2時間ほどかけて、面接や検査を受け、最後に「自閉症スペクトラム」との診断を聞きました。以前に聞いた通りでした。

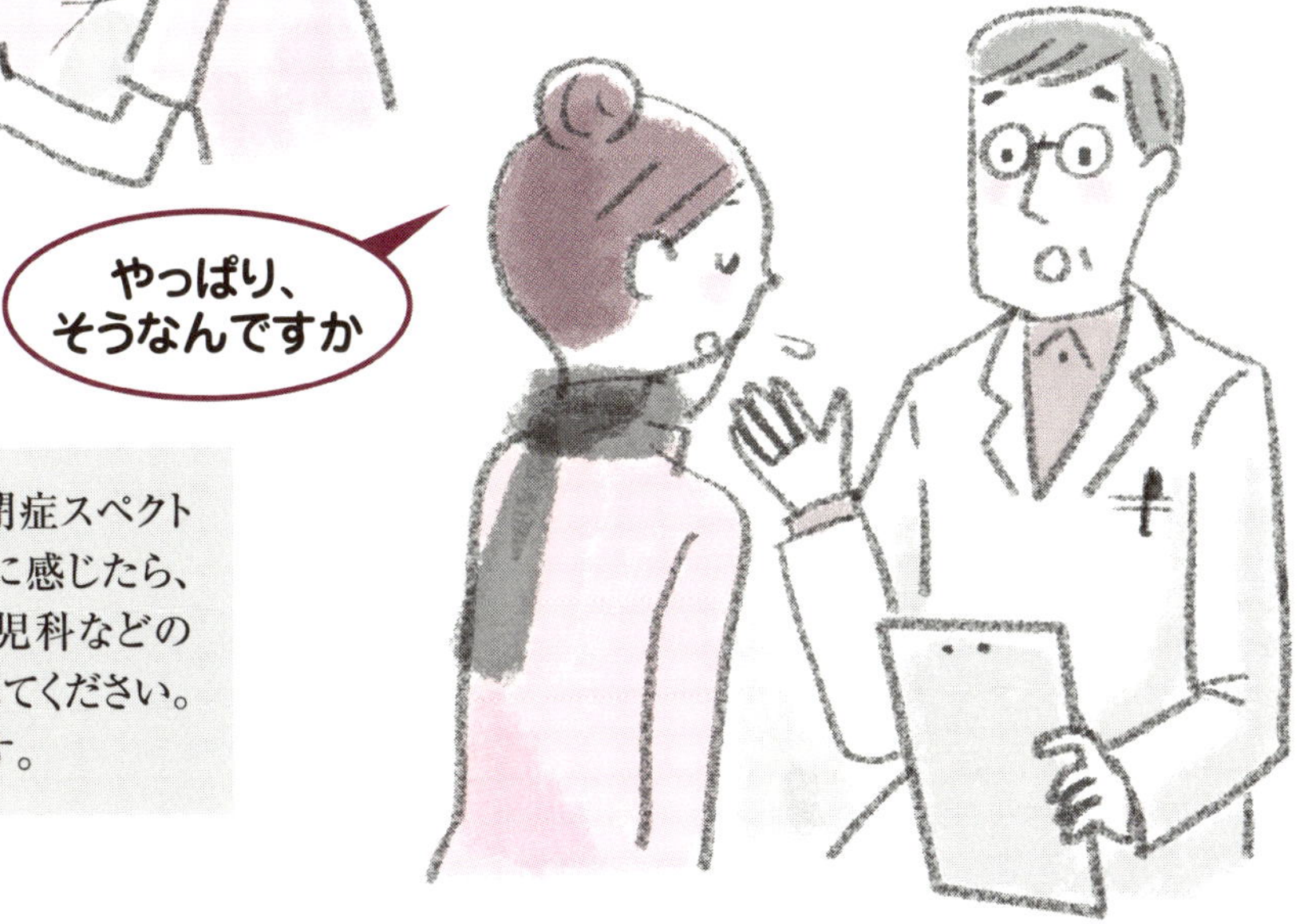
やっぱり、そうなんですか

子どもをみていて自閉症スペクトラムの特徴があるように感じたら、発達相談の窓口や小児科などの医療機関に連絡してみてください。くわしいことがわかります。

受診

早ければ一歳半健診で気づかれる

乳幼児健診や保育園・幼稚園での指摘をきっかけに、自閉症スペクトラムの可能性に気づくケースがよくみられます。

最初の気づき

自閉症スペクトラムに気づくきっかけとして多いのが、乳幼児健診で発達の遅れを指摘されることや、保育園・幼稚園から「心配な点」などを聞くこと。最初は保護者ではなく、まわりの人が気づくことが多いのです。

乳幼児健診

１歳半のとき、３歳のときにおこなわれる、子どもの健康診断。医師や保健師などが子どもの体の状態や、発達の具合などをみる。このとき、自閉症スペクトラムの特徴に気づかれることがある

- １歳半で言葉の遅れや、自閉症スペクトラムの特徴がある
- 3歳で行動に自閉症スペクトラムの特徴がみられる

保育園や幼稚園

子どもが保育園や幼稚園に通い出したとき、先生から、子どもの発達に気になる様子があることを聞かされる場合がある。発達相談の窓口などを紹介される

- 集団行動でのトラブルを説明される
- 言葉の遅れなど心配な点を指摘される

子どもの発達に気になる様子がみられたら……

家庭生活

保護者が気づく場合もある。家庭生活のなかで発達の遅れなどに気づき、自分で情報を集めて自閉症スペクトラムの可能性を考える人もいる

- 子どもとなかなか目が合わない
- ASDの本を読むと、わが子が当てはまる

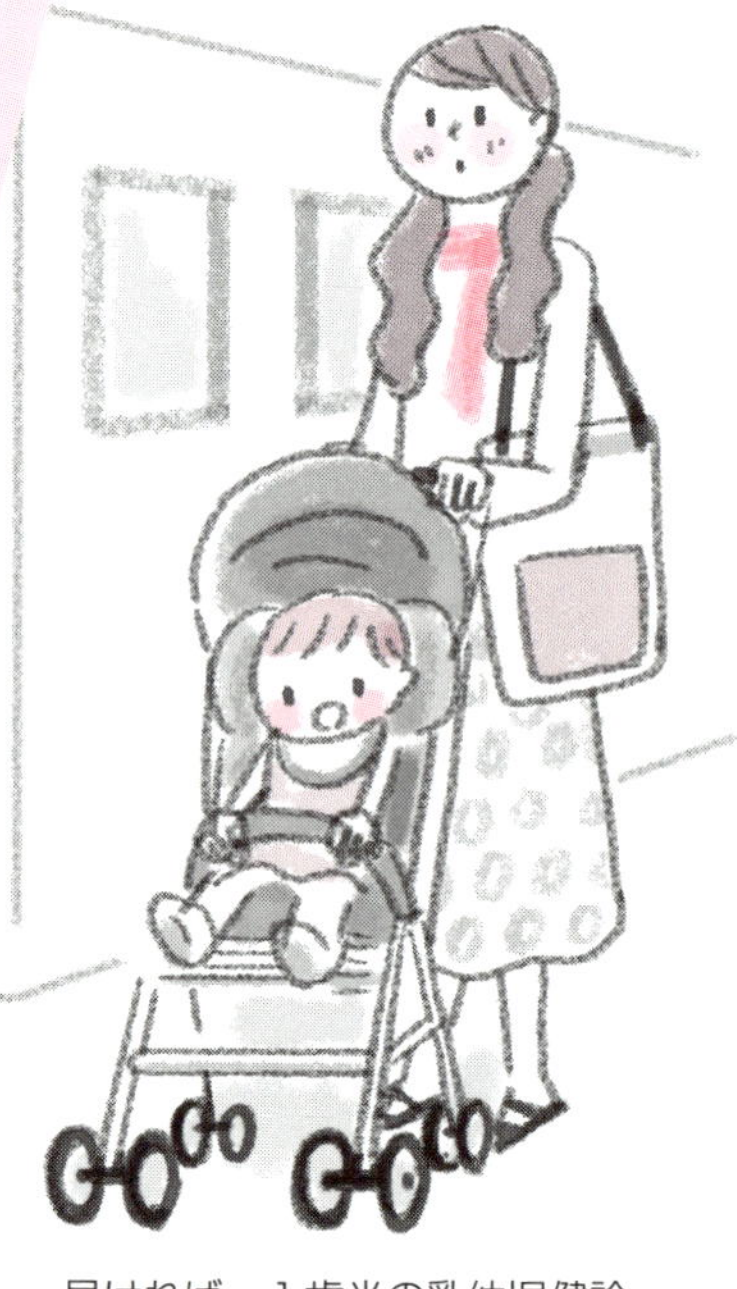

早ければ、１歳半の乳幼児健診で指摘を受ける

発語の遅れから気づく人が多い

保護者がわが子をみて最初から「この子には自閉症スペクトラムの特徴がある」と気づくことは、そう多くはありません。

多くの場合、最初はまわりの人から言葉の遅れや、集団行動での気になる様子などを指摘され、わが子の発達を心配しはじめます。

その後、発達相談の窓口や医療機関を利用して、自閉症スペクトラムの可能性を徐々に知っていくのです。

気づくタイミングには個人差や地域差がある

早ければ一歳半で、自閉症スペクトラムの可能性を指摘されることがあります。

気づくタイミングは家庭によって違います。子どもの状態によって個人差があり、また、地域ごとの発達障害へのとりくみにも差があるため、必ず幼児期に気づくとはかぎりません。

まずは発達相談へ

自閉症スペクトラムの可能性を感じたとき、とくに専門医を紹介されていなければ、まず発達相談の窓口を利用しましょう。自治体に問い合わせれば、窓口がわかります。

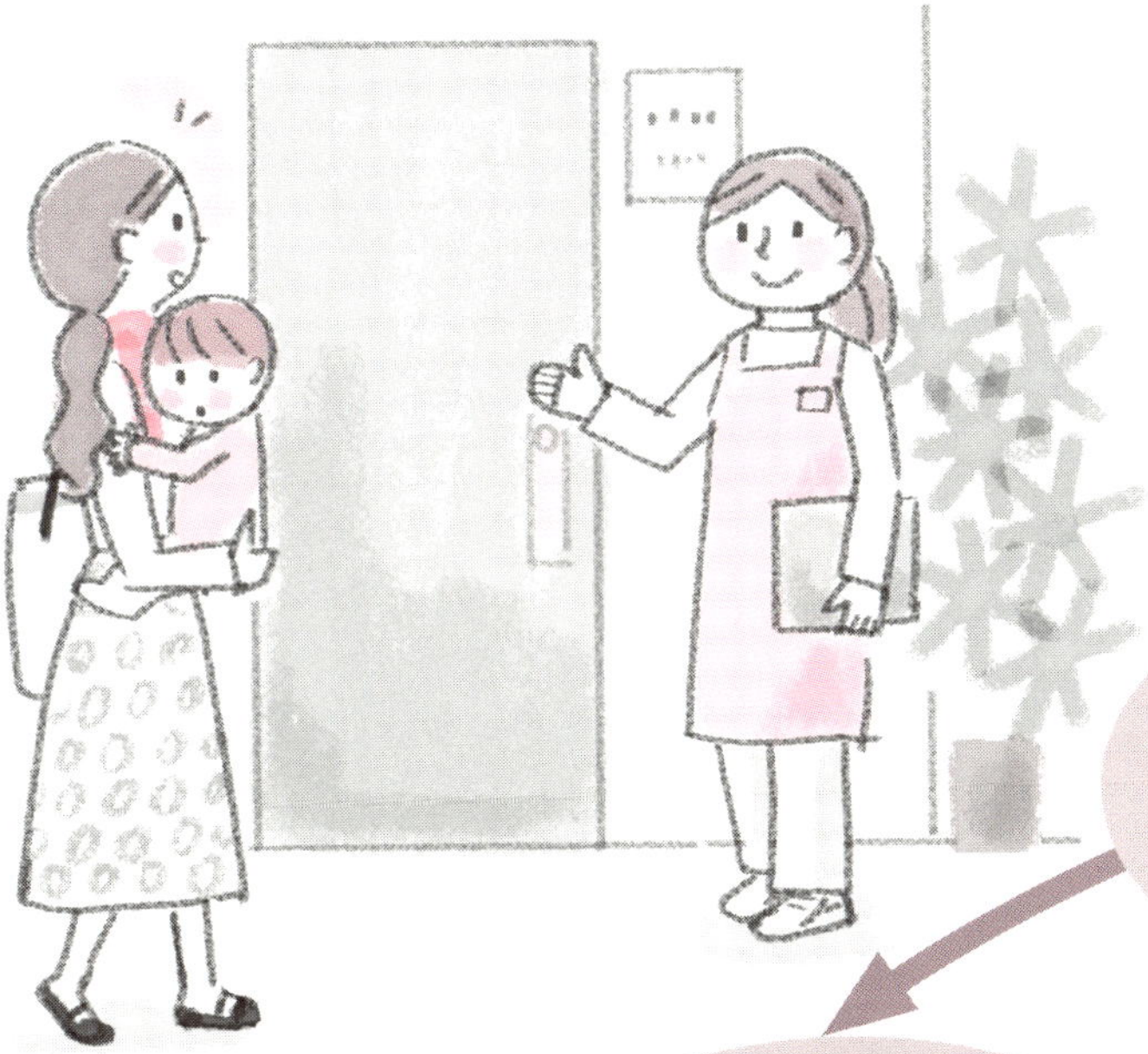

自治体が、地域の保健センターなどに発達相談の窓口をもうけていることがある。定期的に相談を受けつけたりしている

発達相談の窓口

子どもの発達について、
広く相談できるところ。
自治体が用意している発達相談窓口、
発達障害者支援センター、
保健センターなど

発達の専門医へ

相談窓口で、専門医を受診する
必要があるとわかった場合、
相談担当者から地域の
医療機関を紹介してもらえる
ことが多い

受診

子どもは小児科・児童精神科、大人は精神科へ

自閉症スペクトラムのことを相談できる医師は、小児科や児童精神科などにいます。大人の場合は、精神科が受診先となります。

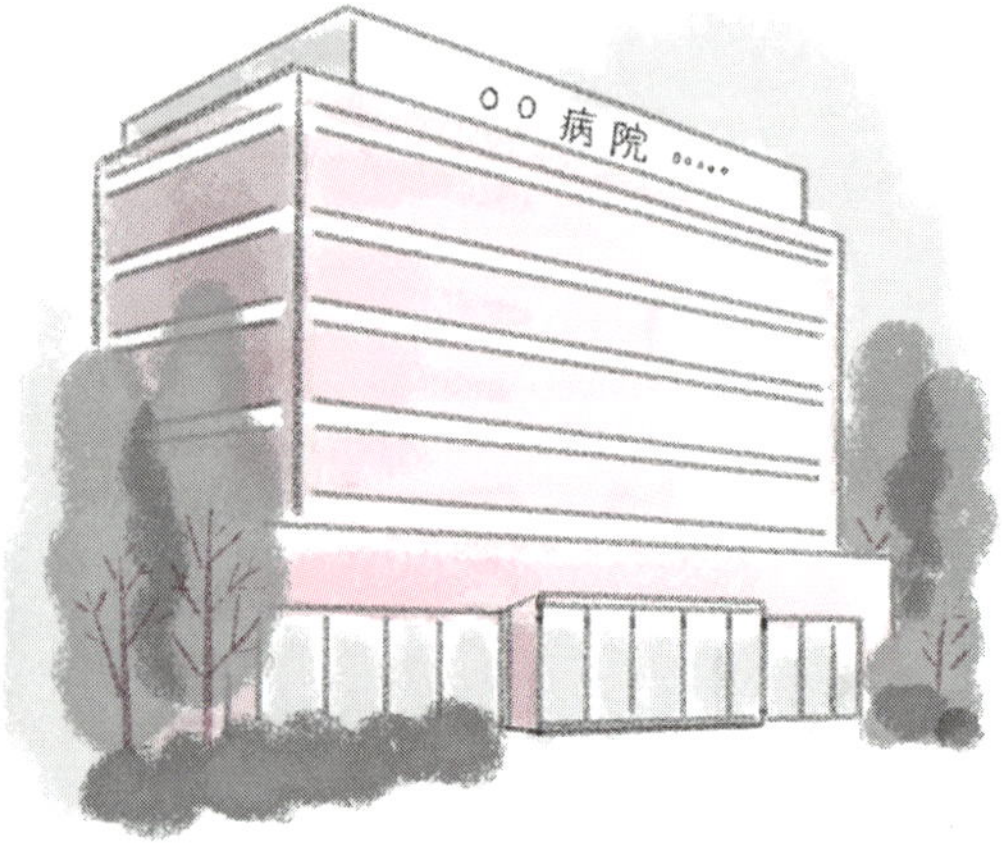

医療機関にかかる前に、電話などで連絡をとり、自閉症スペクトラムへの対応を確認する

受診先の選び方

相談窓口などで受診先を紹介してもらえればよいのですが、それが難しい場合もあります。そのときは、自分で受診先を探すこともできます。子どもの場合は地域の小児科や児童精神科を探し、そのなかで発達障害に対応しているところへ行きましょう。

子ども

小児科

子どもの病気全般をみている。発達の様子をみてもらえるが、自閉症スペクトラムへの対応は個々に異なる。事前に確認したほうがよい

児童精神科

子どもの精神的な症状や病気にくわしい。自閉症スペクトラムへの対応は個々に異なるが、みてもらえる場合が多い

その他

「小児神経科」でもみてもらえる場合がある。他に「発達外来」「発達診療科」など、発達障害専門の窓口をもうけているところもある

大人

精神科

大人の精神疾患を主にみている。10代後半くらいではじめて自閉症スペクトラムの可能性に気づいた場合、こちらが受診先に。ただし、自閉症スペクトラムへの対応は個々に異なる。事前に確認を

クリニックか、病院か

同じ児童精神科でもクリニックと病院があるが、これは規模の違い。どちらを受診してもかまわない。通いやすいほうを選ぶとよい。

専門医を紹介してもらうのが基本

自閉症スペクトラムについて診察を受けたいときには、各種機関に相談して、くわしい医師を紹介してもらいましょう。

乳幼児健診や発達相談で専門医を紹介してもらえた場合は、そちらを受診します。とくに紹介されていなければ、自治体の福祉関連窓口や発達障害者支援センターなどに問い合わせ、医療機関の情報を聞いてみてください。

受診と相談を並行するとよい

自閉症スペクトラムへの診療を必要としている子どもは大勢いて、専門医療機関の多くに、受診希望者が殺到しています。医療機関を利用できる時間はかぎられているので、相談機関や療育機関も活用しましょう。

受診と相談、療育を並行して、そのときどきで子どもにできることを実践していってください。

受診までにできること

受診先を決め、連絡をとっても、すぐに診察してもらえるとはかぎりません。診察予約が埋まっている場合があるのです。ただ待っているだけでは不安がつのる場合、相談機関などを利用しましょう。

医療機関に連絡をとって、診察の予約をとる。診察日までに問診票に記入するなど、準備が必要な場合もある

地域によって違うが、連絡から受診まで数ヵ月～半年ほど待つ場合が多い

受診。診断は得られるが、その後の対応については、また別の機関が紹介されることもある

なにもしないと不安になる

予約がとれても、診察日までただ待っていては、不安がつのる人もいる

待っている間にできること

- 診察日を待つ間、発達相談など、ほかの窓口を利用する。生活面の悩みなどを相談する
- 療育機関で、子どもの生活面の課題にとりくむこともできる
- 相談機関や療育機関で生活上のとりくみなどを聞き、家庭で実践するのもよい

診断

行動観察や面接、心理検査などを受ける

診察では、医師や心理士が子どもの様子を観察しながら、保護者にいろいろと話を聞きます。それらの結果を総合して、診断が確定します。

受診してなにを聞かれるか

最初の診察では、医師から子どもの日頃の様子を聞かれます。医師は話をしながら、子どもの診察室での行動をみています。行動に、自閉症スペクトラムの特徴が現れるからです。その他、医師や心理士による検査がおこなわれます。

行動観察

子どもの行動に
自閉症スペクトラムの特徴が
あるかどうかを確認。
診察室に遊び道具が用意
されている場合もある

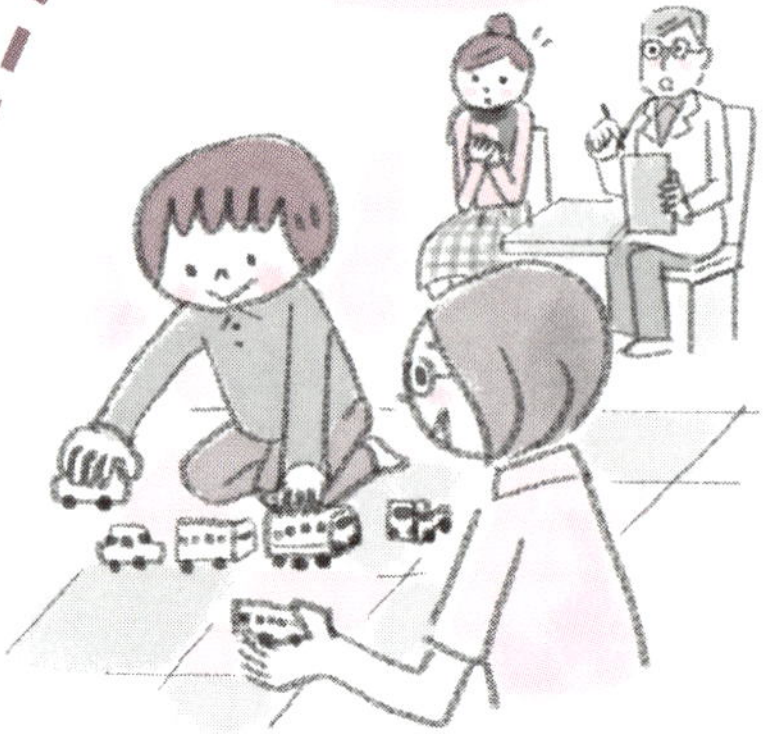

医師は子どもが遊んでいるところを観察したり、言葉やしぐさで呼びかけて反応をみたりする

面接

医師が保護者にさまざまな
質問をする。保護者も、
日頃気になっている
ことを医師に伝える

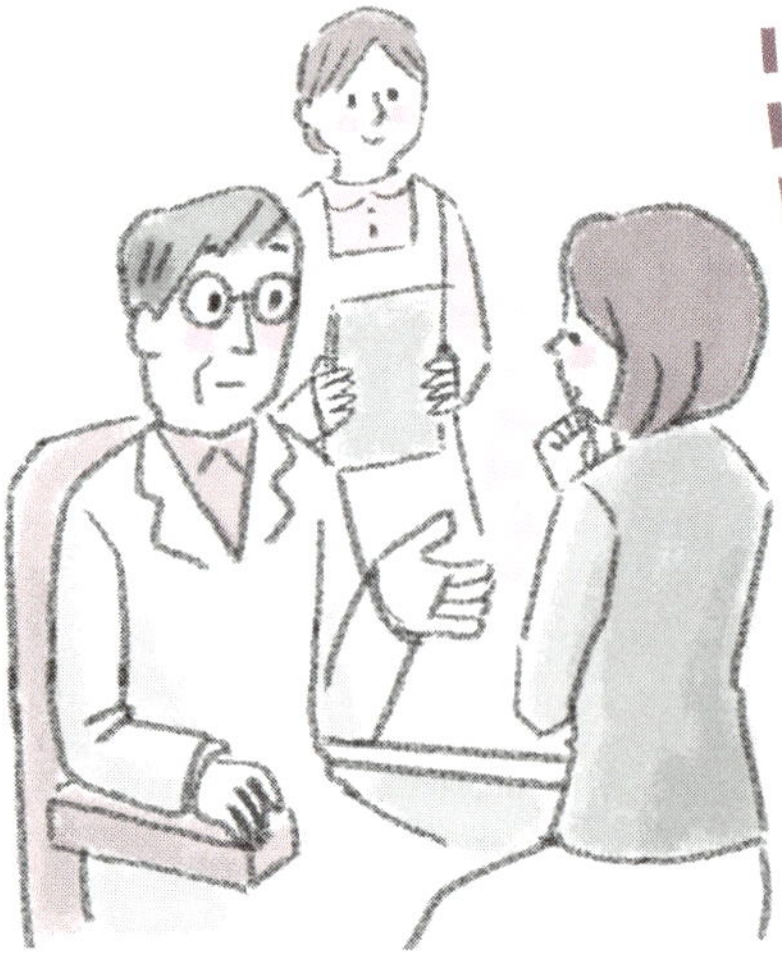

以前のことを聞かれる場合もあるので、母子手帳や各種の記録を持参するとよい。医療機関から指定される場合もある

検査

面接とは別に、設問形式の
検査がおこなわれることもある。
心理検査が多く、それも
診断の参考とされる

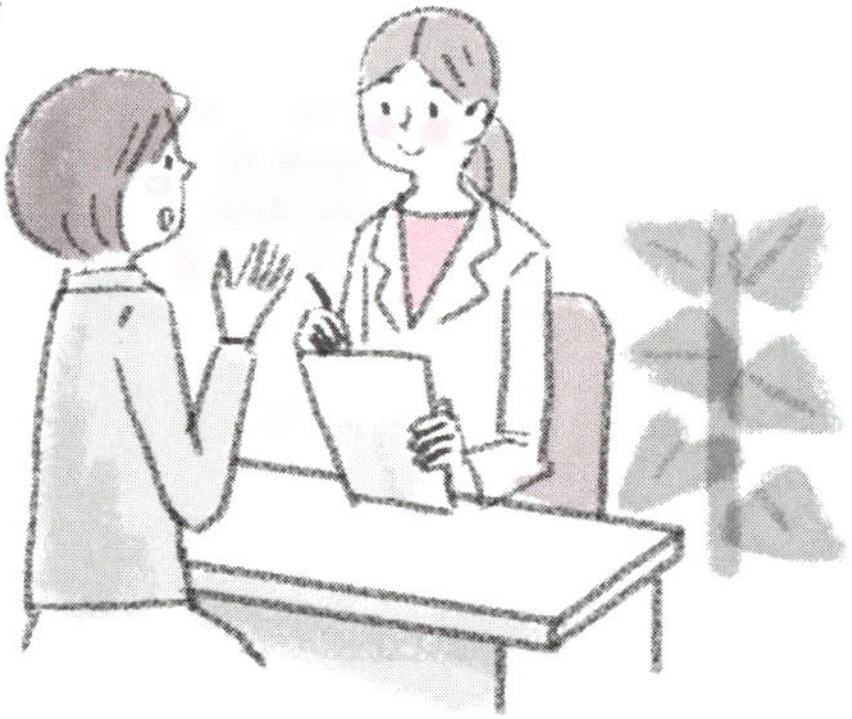

検査は医師とは別の人がおこなう場合も。心理士などから質問され、それに答える

子どもの様子を総合的にみる

自閉症スペクトラムの子をみる医師は、子どもの行動をよく観察し、本人や保護者の話も聞いて、その子のことを把握します。さらに各種検査や指標、尺度を使って、客観的な評価もおこないます。

そして最終的には、行動観察や面接、各種検査の結果をみて、総合的に診断を確定させます。

初回の診察は一～二時間ほど

さまざまな情報を合わせて判断しなければいけないため、診察には時間がかかります。

はじめての受診では、面接に一時間くらいかかる場合が多いでしょう。同じ日に各種検査を実施すれば、全体で二時間ほどかかることもあります。検査は別の日におこなう場合もあります。

時間をかけることには意味があるので、腰をすえて、じっくりとりくんでください。

各種検査のねらい

自閉症スペクトラムの診察ではさまざまな検査がおこなわれています。子どもの年齢や状態、医師の方針などによって、実施される検査は異なります。

基準が示されている
診断分類

WHOやアメリカ精神医学会が発表している診断分類。各種の病気や障害の基準が示されている。自閉症スペクトラムの基準もある。

- ●ICD（WHOによる分類）
- ●DSM（アメリカ精神医学会による分類）

可能性を調べる
スクリーニングツール

自閉症スペクトラムの可能性の高さを調べる検査。第一段階の簡易的なチェックであり、この段階で可能性が高くても、診断が出ない場合もある。年代別の種類があるが、日本ではPARSが比較的よく使われる。

- ●M-CHAT（1歳6ヵ月向き）
- ●ASQ（4～5歳向きと6歳以上向きがある）
- ●AQ（7～15歳向きと成人向きがある）
- ●PARS（幼少期から成人期まで）

補助的に使われる
評価尺度・心理検査

自閉症スペクトラムの特徴の強さや、知的能力など、子どもの状態を確認するためのもの。定期的に実施して、数値の変動をみることもある。療育の効果が出ているかどうか、数値でチェックすることもある。

- ●ADI、ADOS（自閉症スペクトラムの特徴の確認）
- ●Vineland（社会適応能力の確認）
- ●WISC、WAIS（知的能力の確認）

診断

ほかの発達障害や睡眠の異常が併存しやすい

自閉症スペクトラムの診断をおこなうとともに、ほかの障害や症状の併存も調べます。併存している場合には、その対応も必要となります。

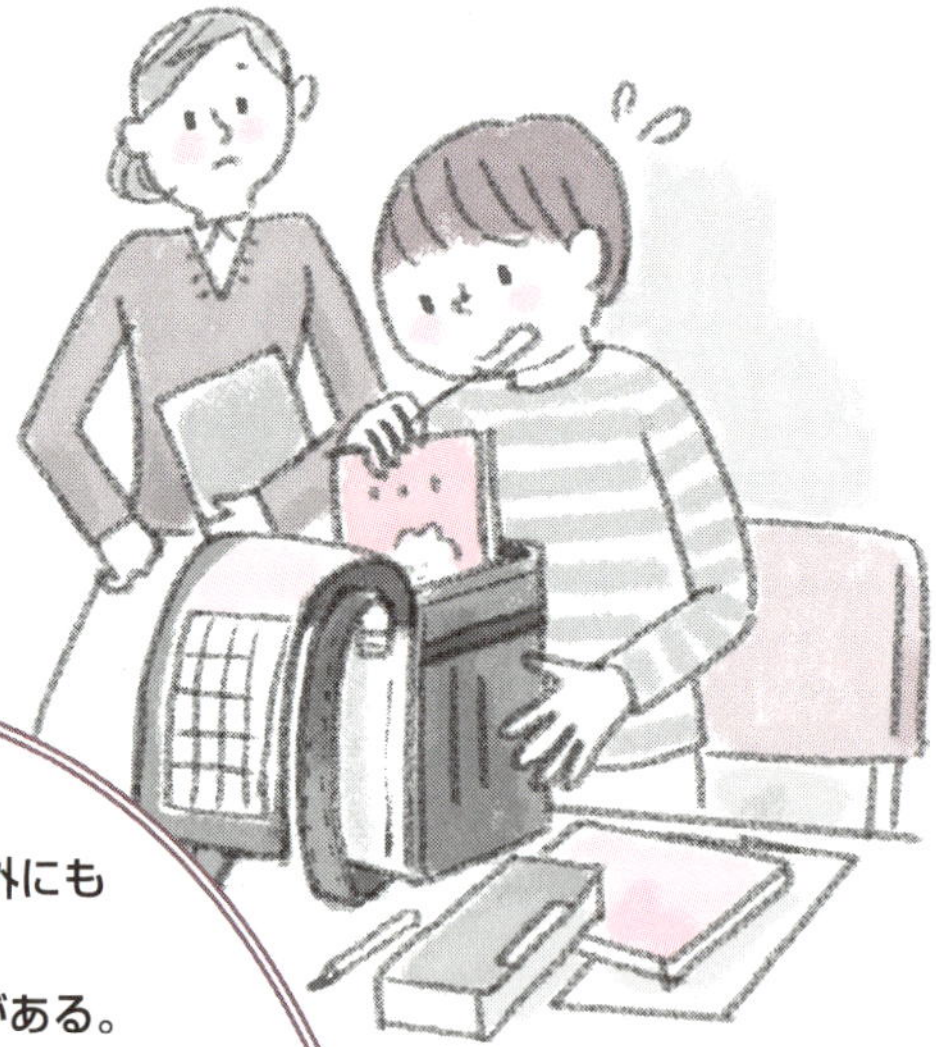

持ち物へのこだわりが強いわりには、忘れ物が多いという場合、ADHDの併存が考えられる

併存が考えられること

自閉症スペクトラムには、ほかの障害や症状が併存することがあります。とくに多いのは、自閉症スペクトラムと同じように、先天的な脳機能障害である、各種の発達障害の併存です。

発達障害

自閉症スペクトラム以外にも発達障害があり、それらが併存する場合がある。とくに ADHD、LD は併存しやすい

- ADHD……注意欠如・多動性障害。多動、衝動的、不注意という３つの特徴が幼児期から継続的にみられる。併存すると自閉症スペクトラムに特有の記憶力や集中力がみられず、注意散漫にみえたりする
- LD……学習障害。読み書きや計算などの学習のうち一部を極端に苦手とする。自閉症スペクトラムの子は学力が高い場合があるが、LD が併存するとその水準が下がる
- 知的障害……幼児期から知的能力の遅れが継続的にみられる。以前は自閉症スペクトラムに併存しやすいと考えられていたが、現在では割合は少ないとされている

睡眠の異常

幼児期から、眠りに関する問題が起こりやすい。寝つけない、夜中に起きる、睡眠不足で昼間に居眠りをするなどの悩みがなかなか解決できない

てんかん

けいれんや意識の一時的な消失など、てんかん発作が起こる子もいる。知的障害が併存している子によくみられる

併存症の有無もくわしく調べる

　診察ではまず自閉症スペクトラムの特徴を確認しますが、その際、他の障害や症状の有無も確かめます。自閉症スペクトラムには他のことが併存しやすいからです。

　併存例として多いのは、自閉症スペクトラム以外の発達障害です。対人関係の難しさやこだわりの強さとあわせて、不注意や学習への苦手意識などがみられる場合には、他の発達障害の併存が考えられます。診察時にその点でも質問や検査がおこなわれます。

判断が難しい場合もある

　自閉症スペクトラムと他の発達障害が併存している場合、どちらの特徴もみられたり、どちらの特徴も弱かったりすることがあります。その場合は、専門家がみても判断が難しく、継続的に見守っていきます。なかには、途中で診断が変わることもあります。

併存することへの対応

　自閉症スペクトラムへの対応をおこないながら、併存することにも対処していきます。睡眠の異常やてんかんのように、薬物療法でも改善するものと、発達障害のように、生活面の対応が重要なものがあります。

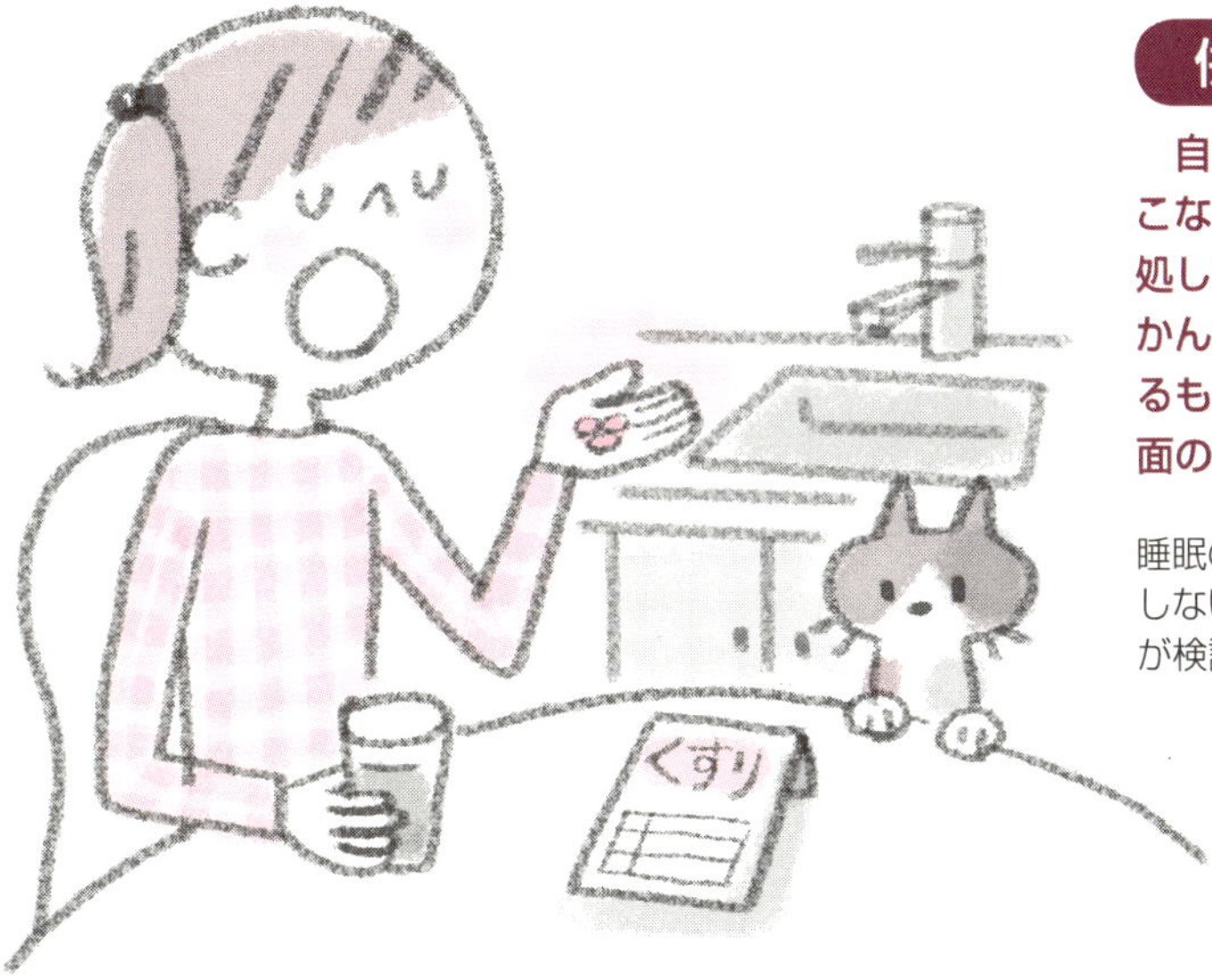

睡眠の異常がなかなか改善しないときには、薬物療法が検討されることもある

医学的な治療

　睡眠リズムが大きく乱れている場合などには、薬物療法を検討する。また、てんかん発作、ADHDの特性に対して薬を使うこともある。その他、カウンセリングによって状態の改善をはかることもある

＋

生活的な対応

　ADHDやLD、知的障害に対しては、その特性を理解し、生活面を調整することが有効な手段となる。自閉症スペクトラムへの対応と併用する。不注意な子、読むのが苦手な子にもわかりやすい指示を出したりする

診断

うつや不安などの二次的な問題も確認する

もともとは自閉症スペクトラムだけで、併存する問題はなかったのに、ストレスが蓄積するにつれて、二次的な問題が起こることがあります。

自閉症スペクトラムから引き起こされる、二次的な問題

自閉症スペクトラムへの理解や支援が遅れたり不足したりして、子どもに過度のストレスがかかった結果、別の問題が引き起こされることがあります。

- 学校で失敗して強く叱責されたりすると、**不登校**の状態になる場合がある
- 不用意な発言や過度の自己主張で反感をかい、**いじめ**を受けることがある
- 不登校やいじめなどの問題に苦しみ、**ひきこもり**になり、家から出られなくなる
- ストレスが神経系の働きに影響し、頭痛や腹痛などの**身体症状**が起こる
- まばたきや手足の動き、発声などの突発的な**チック**症状が、ストレスで増加する
- 不安が高じて**強迫性障害**になり、非合理的な考え方、行動しかできなくなる
- **抑うつ症状**が起こってしまい、意欲が極端に低下する
- ストレスによって身体症状や抑うつ症状などが起こり**適応障害**の状態に
- 失敗がくり返されることなどから**不安**や**緊張**が高まっている子もいる
- つらい出来事を強く記憶してしまい**PTSD**状態になる子もいる
- 人の気持ちを読みとれないことから誤解がうまれ**被害関係念慮**をもつ

二次的な問題の予防がもっとも重要

自閉症スペクトラムへの対応でもっとも重要なのは、二次的な問題の発生を防ぐことです。

自閉症スペクトラムの特性があることで悩んでいても、本人や家族、友達などが特性への理解を深め、生活を調整すれば、悩みは解消していきます。

しかし対応が遅れ、二次的な問題が起こってしまうと、もともとの特性とも相まって、状態は悪化していきます。そうなると、解決には時間を要します。

問題の定着や悪化を防ぎたい

問題を予防できればベストですが、すでに問題が起こっている場合には、できるかぎり早く対応をはじめましょう。様子をみていると、問題が定着、悪化して対応が難しくなっていきます。

医療機関などを利用して、専門家に相談してください。

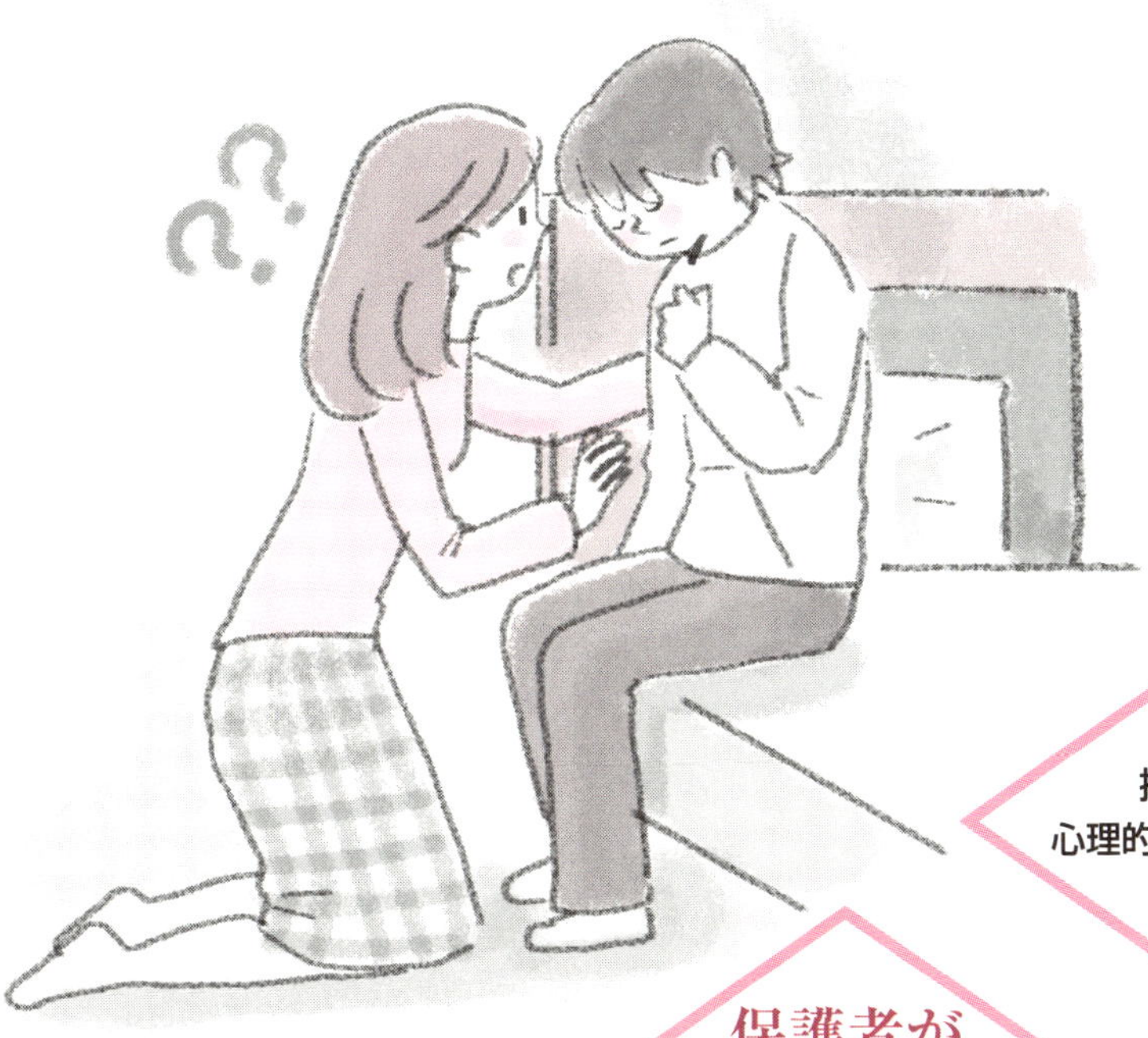

子どもが心身ともに疲れ切っていて、自分では動けなくなっていることもある。保護者の働きかけが欠かせない

二次的な問題への対応

二次的な問題はいずれも、放置すれば悪化するものです。問題があることがわかったら、すぐに医療機関や相談機関を利用して、適切な対応をはじめてください。子ども本人にまかせておいてはいけません。

精神科を受診させる

抑うつ症状や強迫性障害などの心理的な問題は、治療を必要とする場合が多い。すぐに児童精神科や精神科を受診させたい

保護者があえて手を貸す

精神科を受診する場合も、不登校やいじめなどの問題で相談機関を利用する場合も、保護者が主体的に動いたほうがよい

COLUMN

保護者は子どもにいつ診断名を告知するか

時期は思春期ぐらいから

幼児期はまだ生活習慣を身につけることだけで精一杯。この時期に告知を考える必要はほとんどない

↓

学齢期になると、自己理解が深まっていくが、まだ診断名や特性を伝える効果はあまり期待できない

↓

思春期前後になると物心がつく。この頃には、特性などを伝えたほうが生活が落ち着く場合がある

大人でさえ受け止めるのは困難

乳幼児健診やその後の診察で子どもの自閉症スペクトラムを指摘されたとき、多くの保護者は戸惑います。「なにかの間違いではないか」「いずれは他の子と同じようになるのではないか」「しかし思い当たるところもある」などと、気持ちが揺れ動きます。

大人である保護者でさえ、診断名を受け止めることには、相当な困難があるわけです。子どもも、受け止めるのは簡単ではないでしょう。それをまずは理解してください。

本人が必要としているかどうかがポイントに

本人への告知を考えるときのポイントは、本人が特性や診断名などの情報をどれくらい求めているか。伝えることが本人のためになるのなら、告知を考慮します。

ただし、その場合も診断名を伝えることにはこだわらず、特性だけを伝えたり、対処法を教えるだけにしたり、柔軟に考えます。

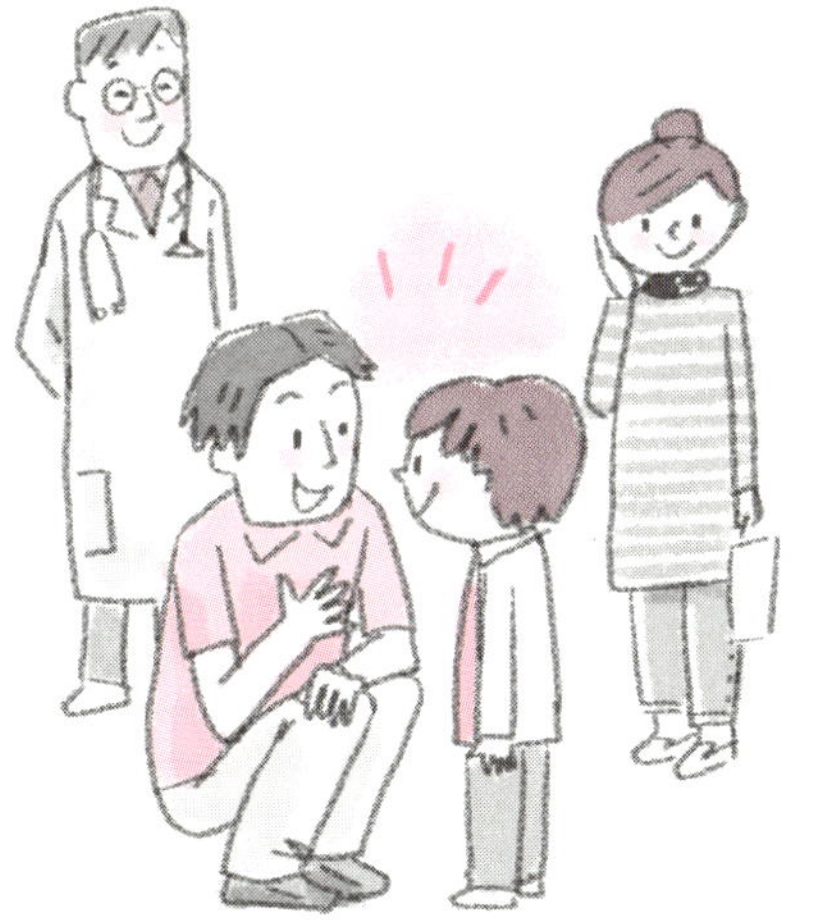

4

各種機関で「支援」を受ける

自閉症スペクトラムがあることがわかったら、その子に必要な支援を整えていきましょう。医療機関や相談機関、療育機関などを利用して、発達の見通しをつけ、生活を調整したり、療育法や支援制度を活用したりします。将来を見越して支援を考えることが重要です。

4章のキーワード

- ●発達の見通し
- ●生活面の対応
- ●支援制度の利用

ストーリー❹

支援を受けると、息子が変わってきた

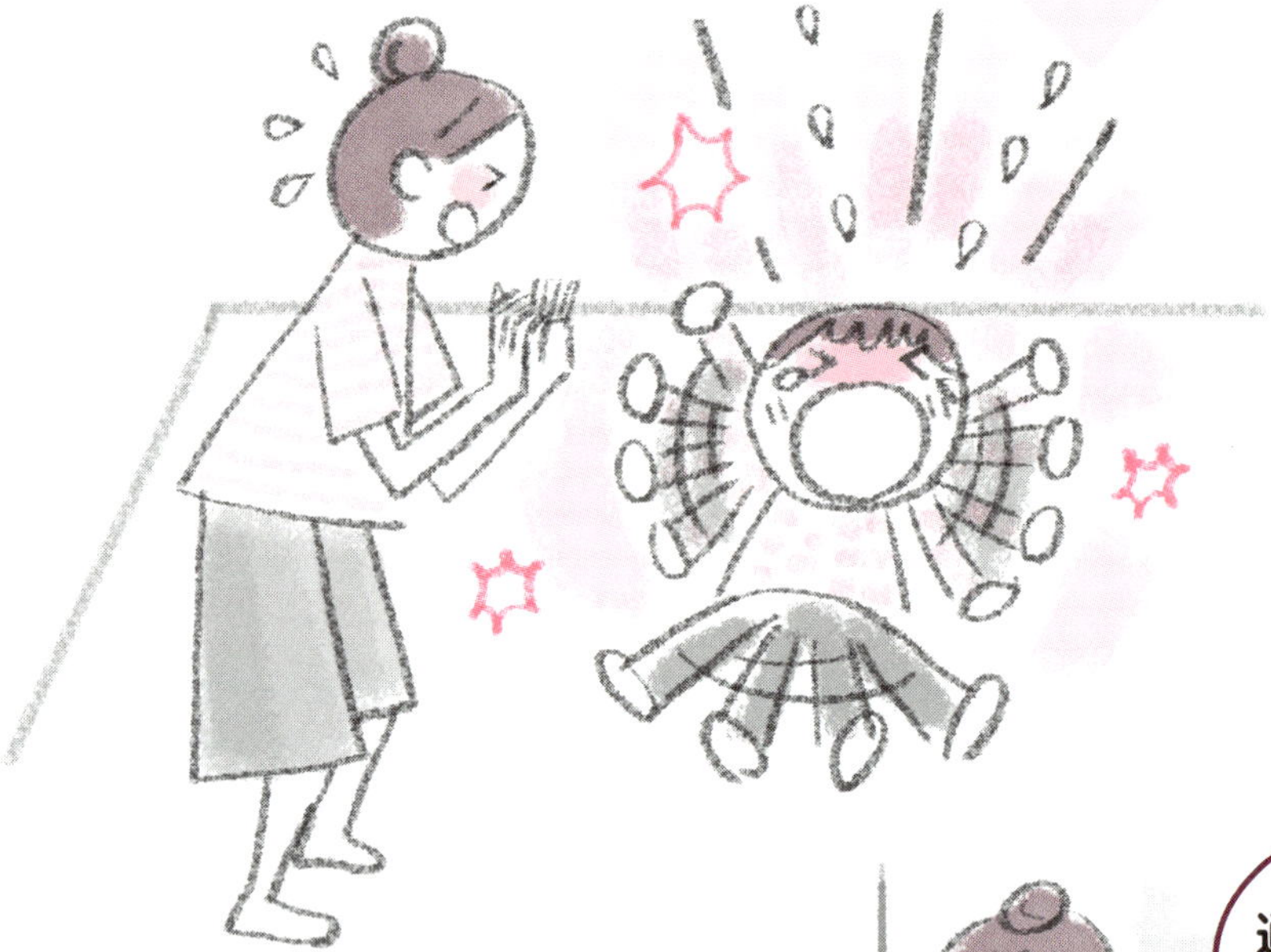

1 専門医から診断を聞かされても、なかなか受け止めきれませんでした。息子がパニックになることはありましたが、それが障害とは思えませんでした。

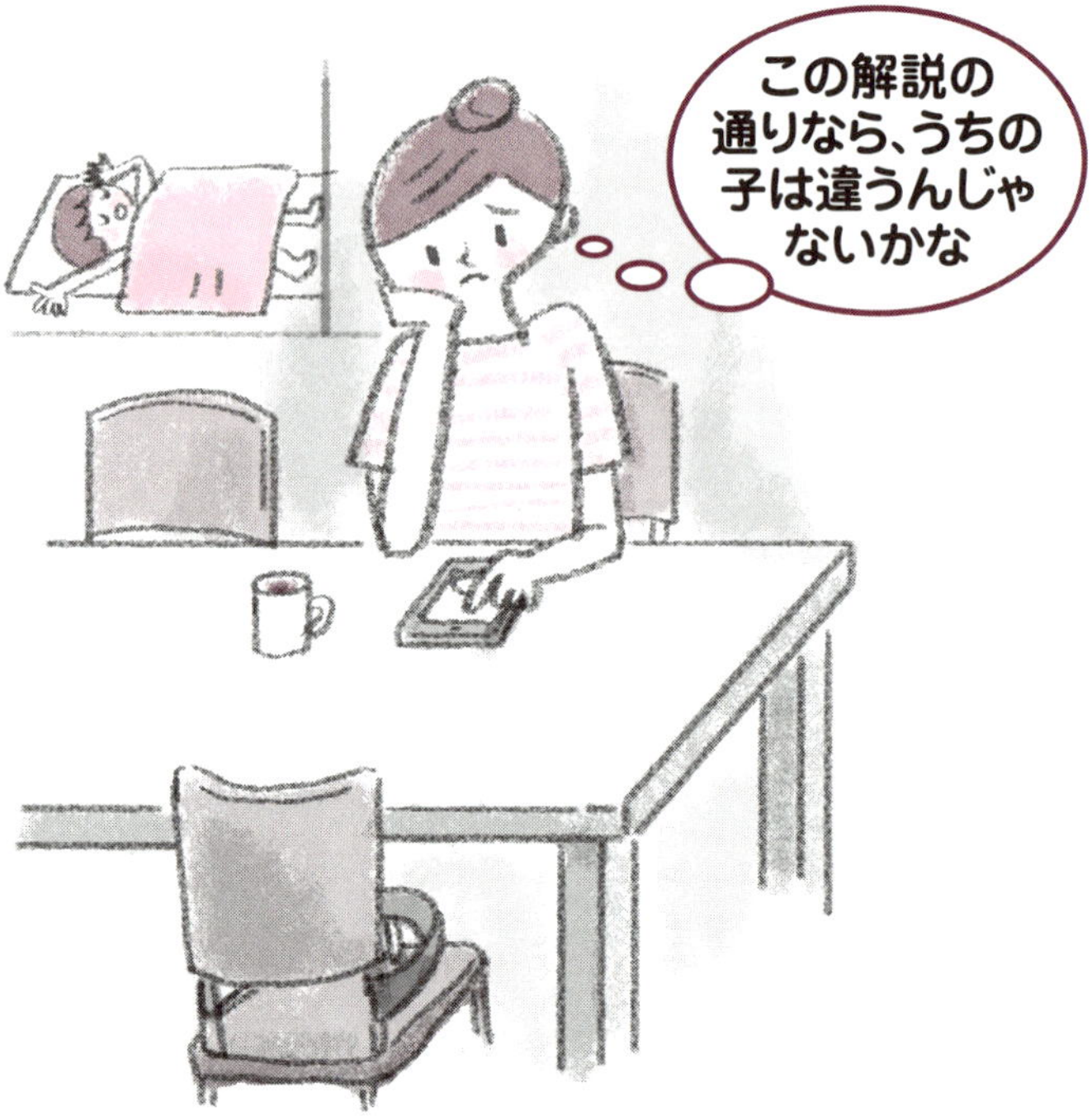
この解説の通りなら、うちの子は違うんじゃないかな

2 息子は言葉を話しはじめています。友達もできました。診断はなにかの間違いではないのだろうか。そんな思いで、自閉症スペクトラムの解説をインターネットで調べたりもしました。

3 でも、専門医からは、子どもの特徴に合わせて対応するよう、言われていました。いつまでもただ悩んでいても仕方がないとも思い、あらためて相談機関へ行きました。

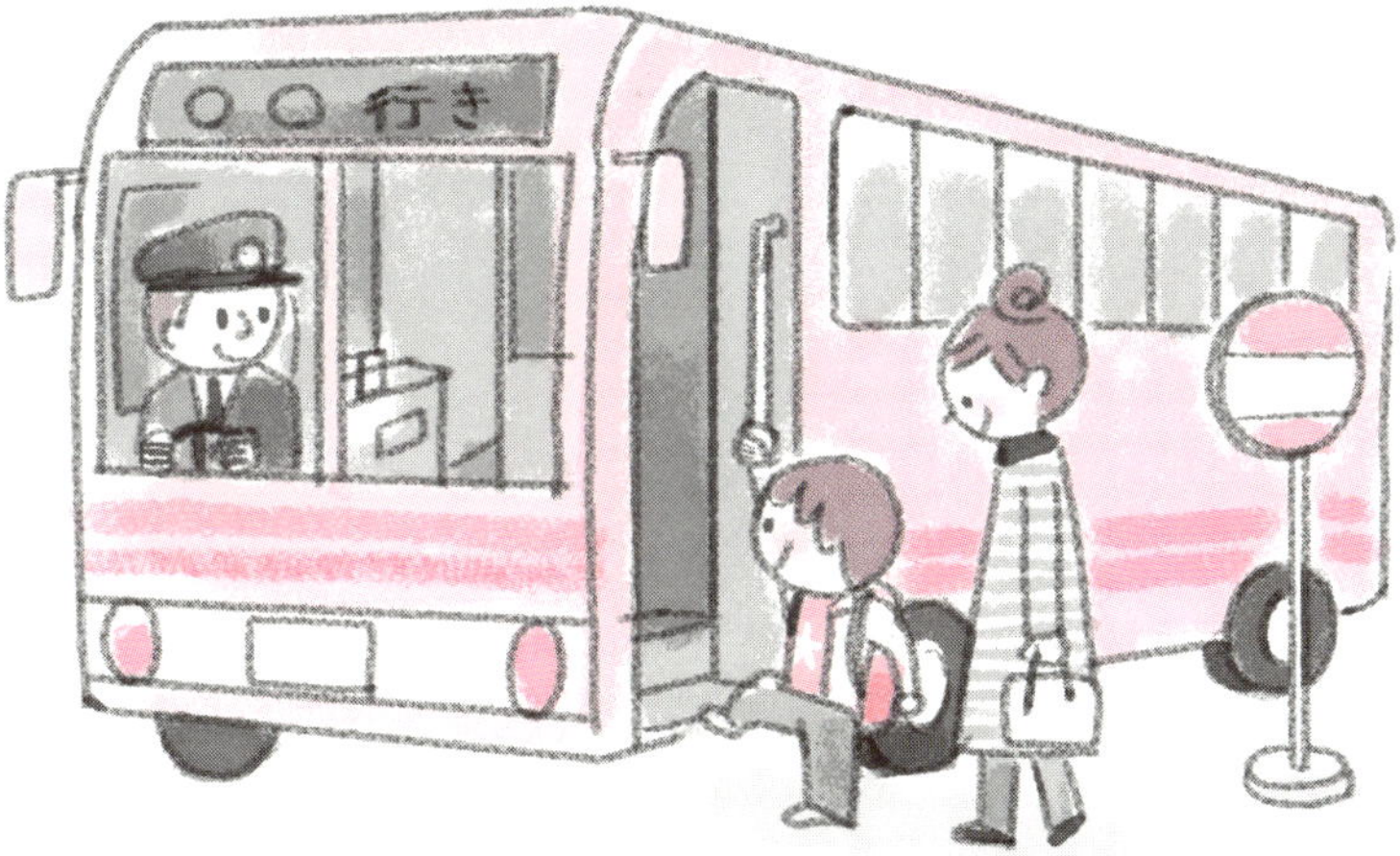
○○行き

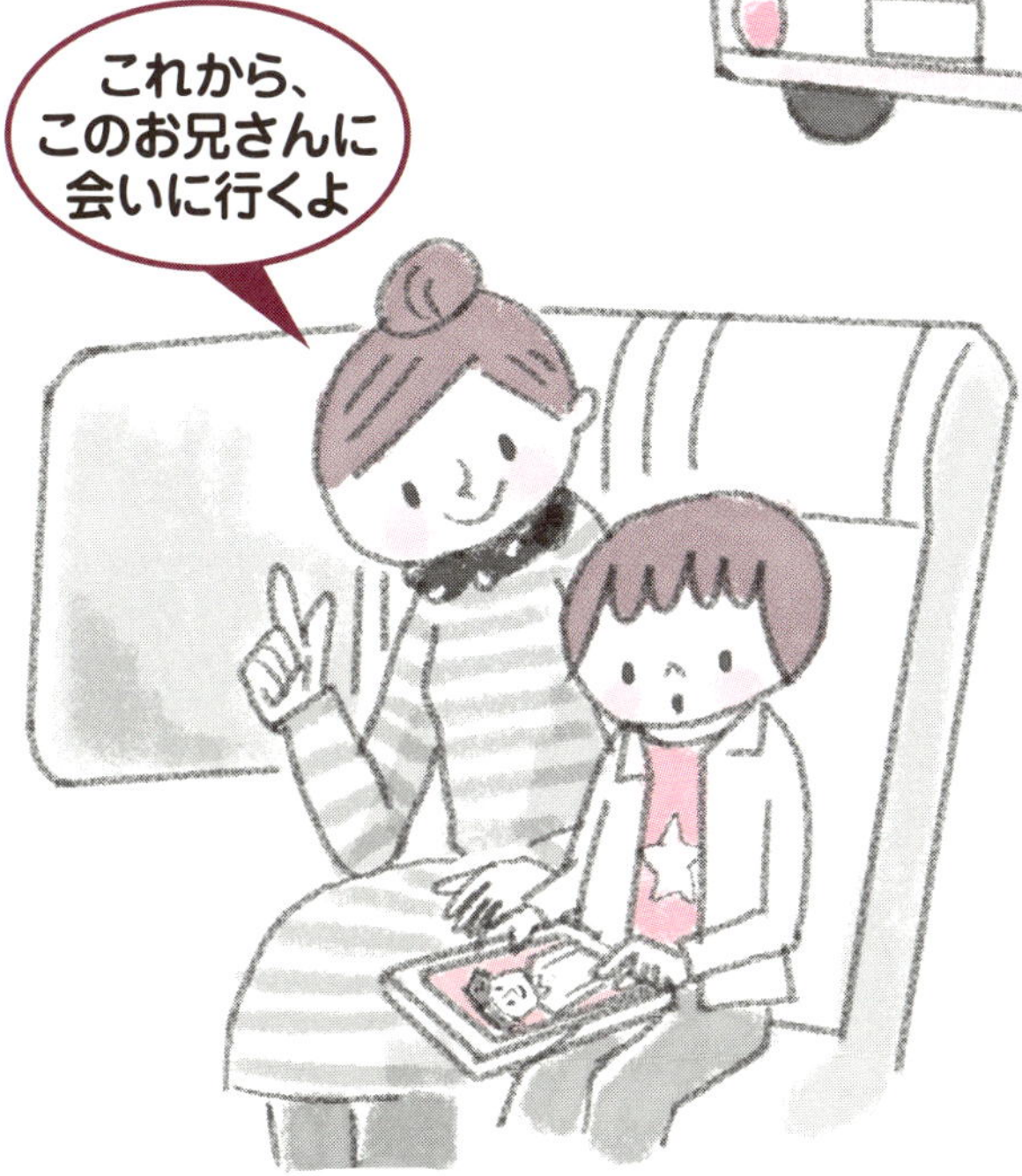
これから、このお兄さんに会いに行くよ

4 相談機関で、息子には視覚的な情報がわかりやすいことを教えてもらいました。何人かの専門家を紹介してもらえたので、さっそく息子に写真などをみせ、今後の予定を説明してみました。

5 専門医や、相談機関の相談員、さまざまな専門家に会って話を聞き、アドバイスを実践していると、息子の様子が落ち着いてきました。息子を支援することの意味が、少しずつわかってきました。

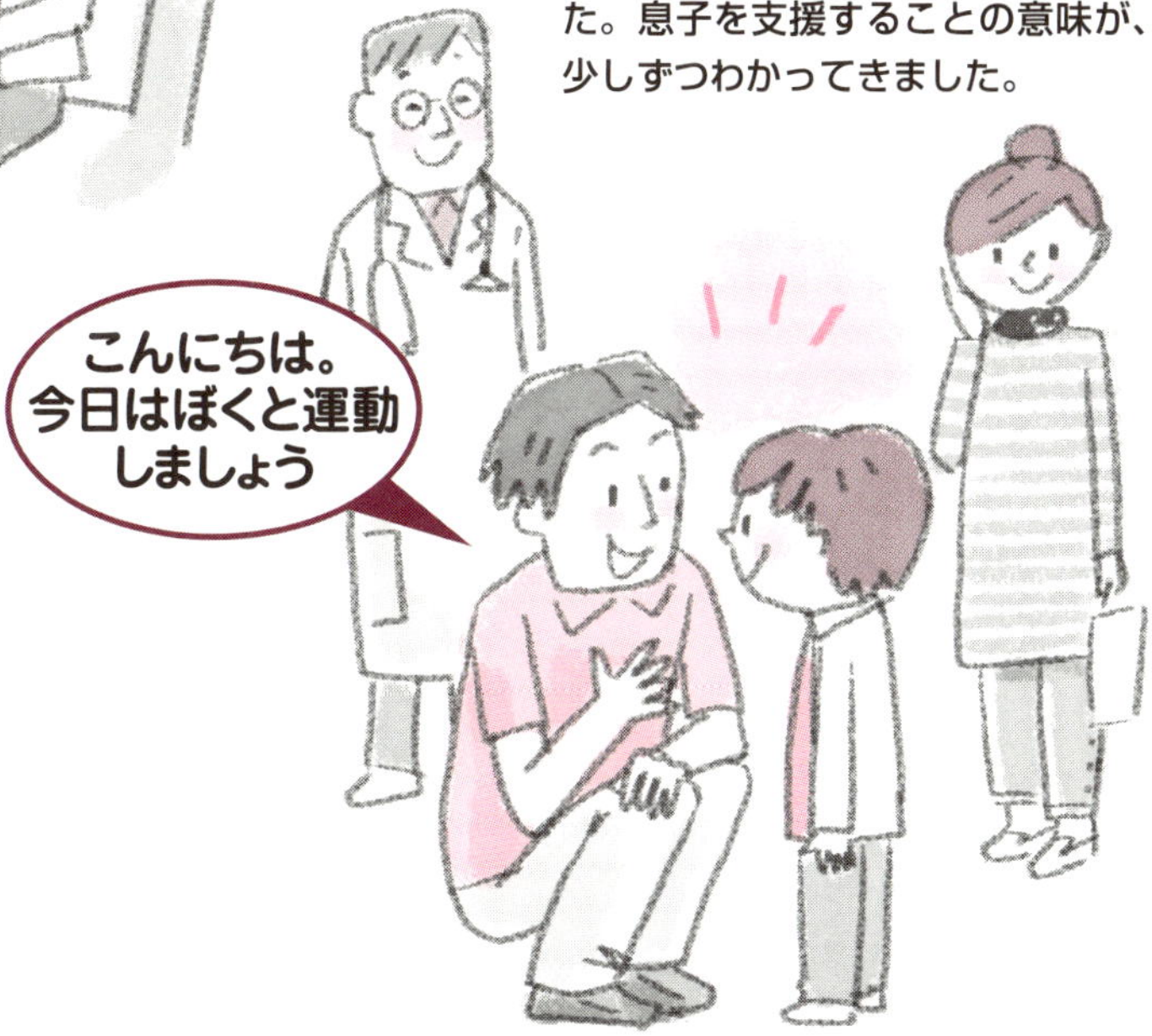
こんにちは。今日はぼくと運動しましょう

自閉症スペクトラムの子どもには、支援が必要です。さまざまな機関を利用しながら、どのような支援ができるか、試行錯誤していきましょう。

支援の基本

サポートを得て、二次的な問題を防ぐ

自閉症スペクトラムの子になぜ支援が必要なのか。それは、適切な支援があれば、二次的な問題の発生を防げるからです。

二次的な問題は支援で防げる

子どもに自閉症スペクトラムがあることがわかったら、その子の特性を理解し、支援することをはじめましょう。

支援というのは、子どもの発達スタイルを尊重し、その子が生活しやすくなるように、サポートをすることです。子どもの発達スタイルに応じた接し方や伝え方、遊び方などを実践することで、その子を支えるのです。

自閉症スペクトラムがあっても、適切な支援が得られれば、子どもにかかるストレスは減ります。ストレスが減れば、二次的な問題が起こるリスクも減らせます。それが支援の主な目的です。

無理解が問題を招く

子どもに自閉症スペクトラムがあることをまわりの大人が理解できていないと、不当な叱責が増えたりして、二次的な問題が起こりやすくなります。

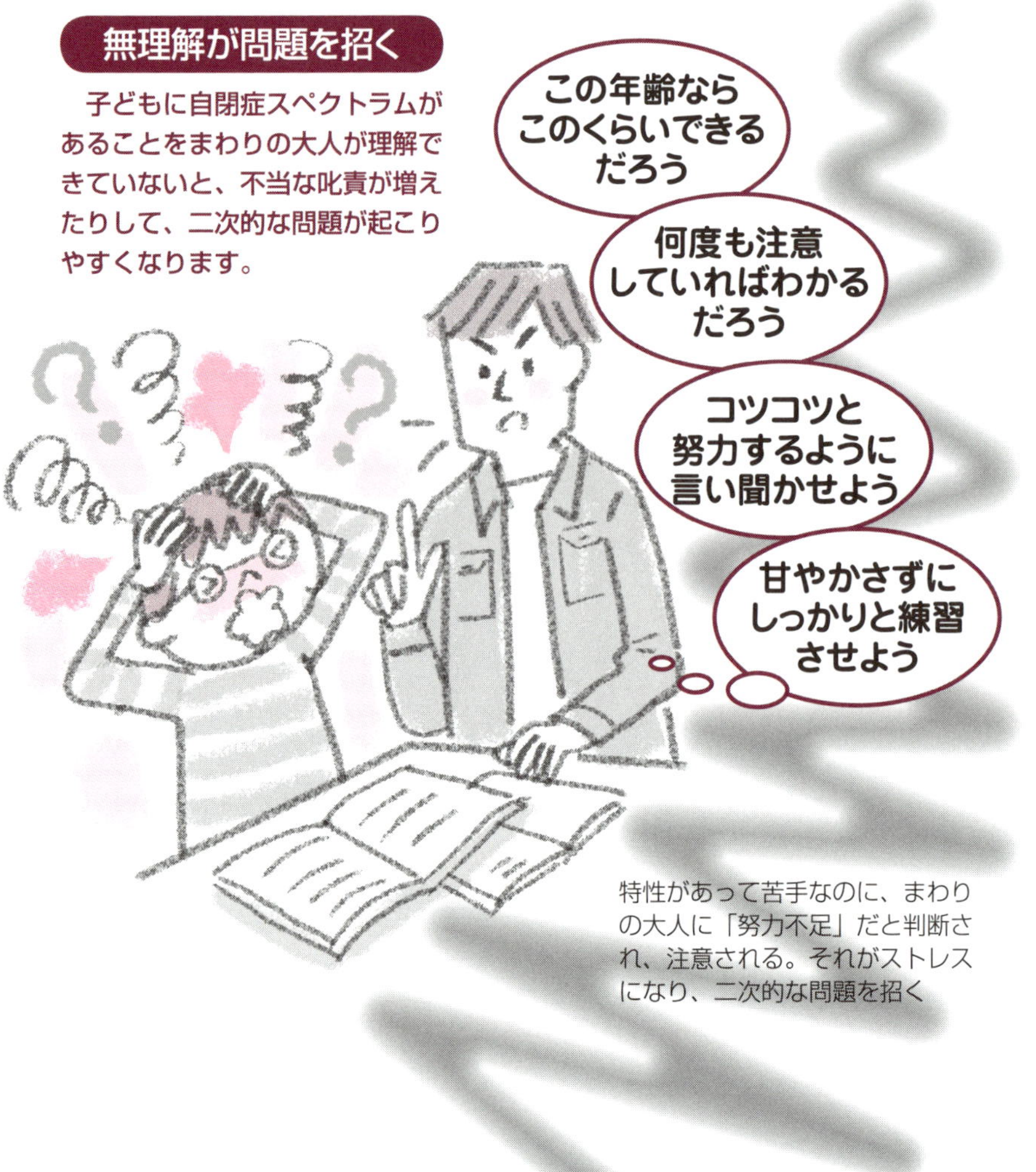
この年齢ならこのくらいできるだろう
何度も注意していればわかるだろう
コツコツと努力するように言い聞かせよう
甘やかさずにしっかりと練習させよう

特性があって苦手なのに、まわりの大人に「努力不足」だと判断され、注意される。それがストレスになり、二次的な問題を招く

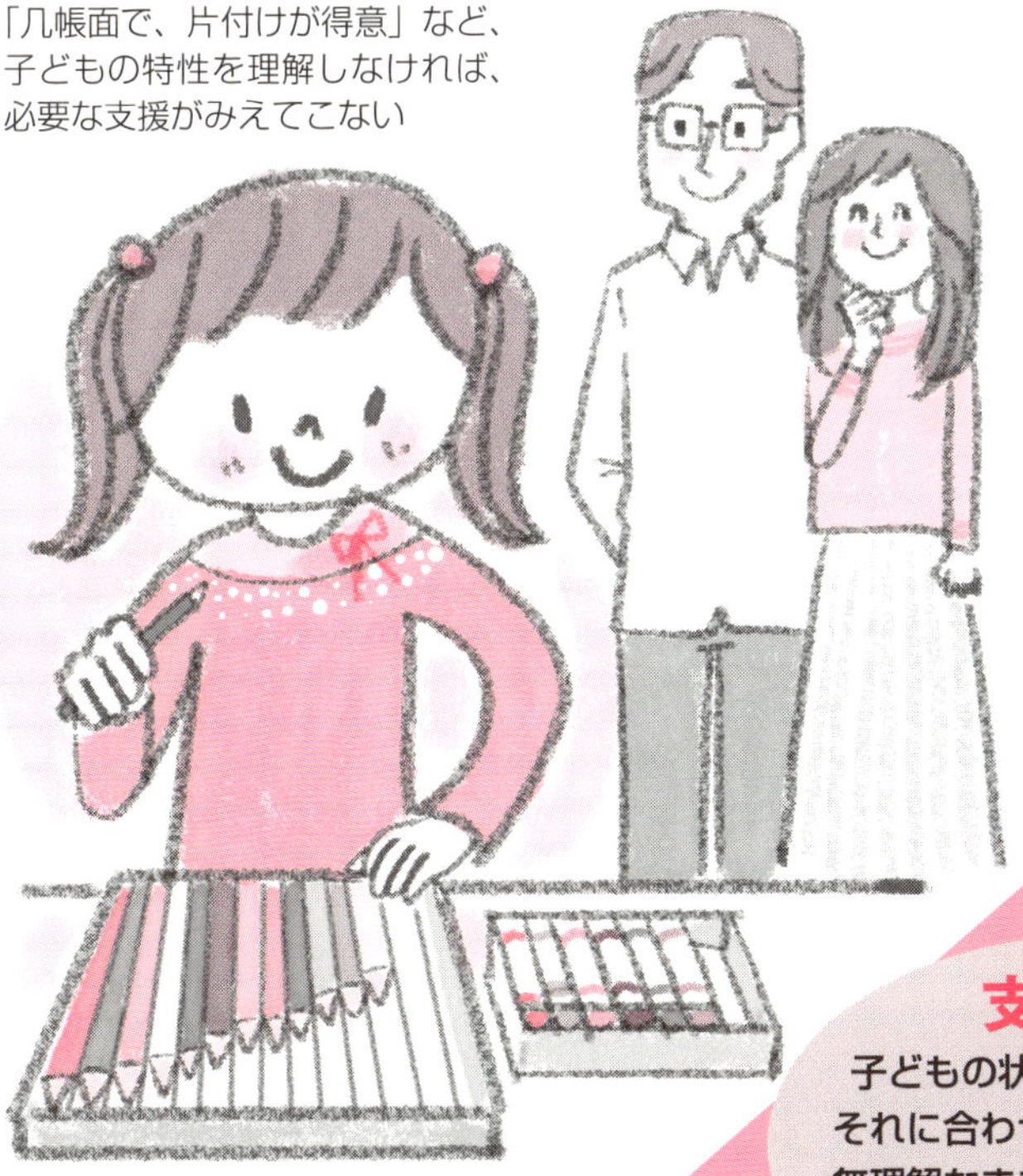

「几帳面で、片付けが得意」など、子どもの特性を理解しなければ、必要な支援がみえてこない

サポートは理解からはじまる

自閉症スペクトラムの子どもには支援が必要ですが、その前に、その子の特性を理解する必要があります。その子のことを理解したうえで、基本的な支援をおこない、さらに専門的な療育や、行政的な支援制度も必要に応じて活用します。

理解する

自閉症スペクトラムの一般的な特性、わが子の個性、今後の発達の見通し、いまの課題などを、専門医の説明を聞いて理解する

（62ページ参照）

支援する

子どもの状態を理解してから、それに合わせて支援をはじめる。無理解なまま支援をはじめると、見当外れの特訓のようになりがち

（64ページ参照）

療育を受ける

支援は家庭でもできる、一般的な対応。それに加えて、医師や心理士、作業療法士、言語聴覚士などの専門家のもとで療育（治療教育）を受けることもできる

（66ページ参照）

制度を利用する

自閉症スペクトラムの診断を受けている場合、福祉や教育などの支援制度を利用できる。子どもの状態に応じて検討する

（68ページ参照）

福祉的な支援が必要になる子もいる

保護者が特性を理解し、一般的な支援をすることで状態が落ち着く子もいます。

しかし、自閉症スペクトラムの特徴が強く現れている場合や、知的障害が併存している場合には、一般的な支援だけでは、子どもが社会生活になかなか適応できません。福祉的な支援を受けることを検討したほうがよいでしょう。

支援の基本

支援で変わること、変わらないことがある

適切な支援があれば、生活上の困難を減らし、二次的な問題の発生を予防することができます。しかしそれは、自閉症スペクトラムが治るということではありません。

「変わる」と「治る」の違い

自閉症スペクトラムがあることに早く気づき、早く支援をはじめれば、子どもの生活も、それだけ早期から変わっていきます。困難が減り、二次的な問題が起こりにくくなります。

支援によって生活にはさまざまな変化が起こりますが、なかには対人関係の問題がある程度改善したり、知的能力が上がったりする子もいます。

そのような変化について、「自閉症スペクトラムが治った」と表現する人もいますが、あくまでも生活面の変化であり、自閉症スペクトラムの特徴が消えたわけではないことを理解しておきましょう。

特徴はなくならない

支援をしても、発達障害の特徴がなくなるわけではありません。しかし、支援によって特徴の現れ方が変わることはあります。また、気持ちや考え方、性格も支援しだいで変わっていきます。

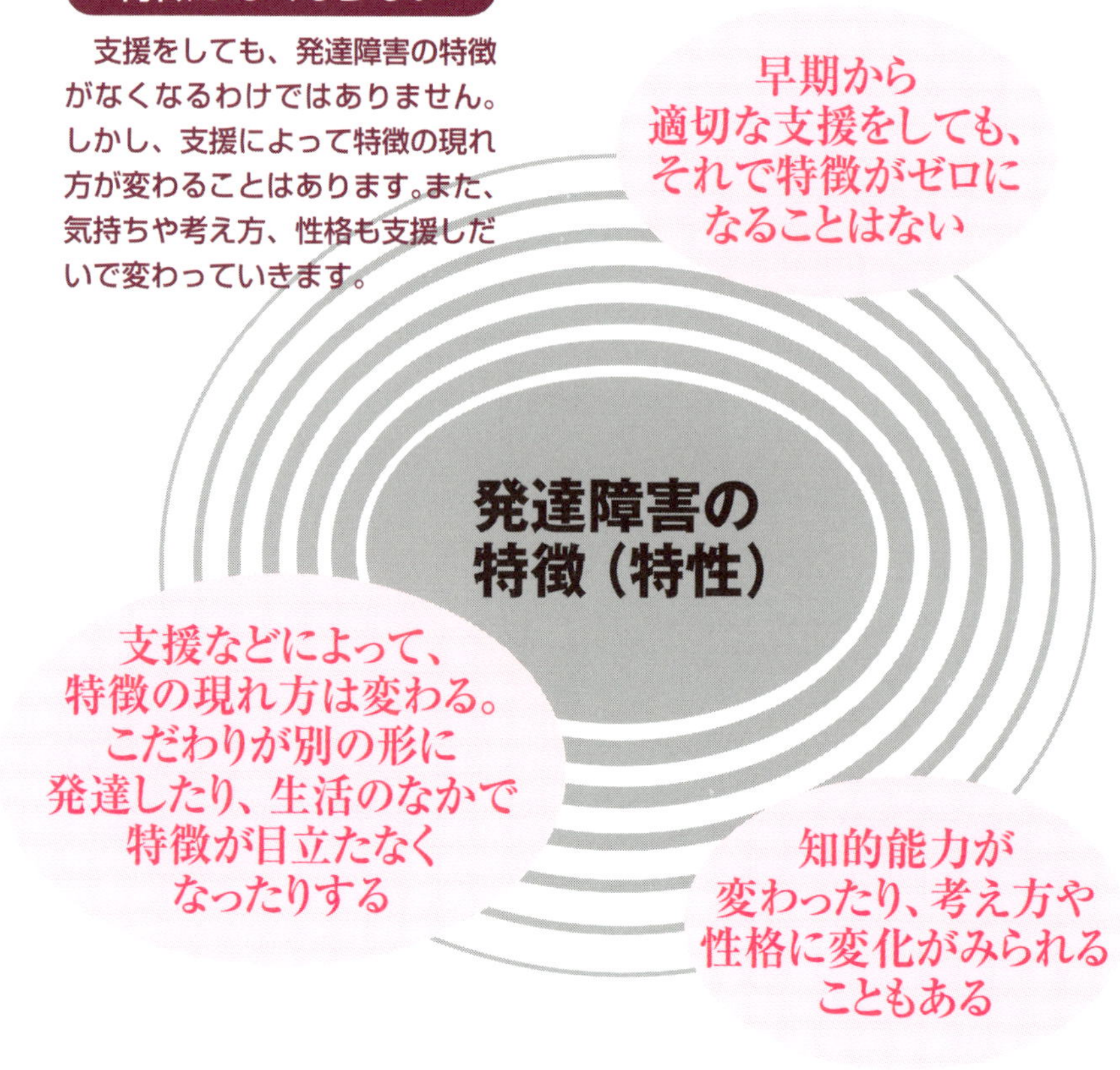
早期から
適切な支援をしても、
それで特徴がゼロに
なることはない
発達障害の
特徴（特性）
支援などによって、
特徴の現れ方は変わる。
こだわりが別の形に
発達したり、生活のなかで
特徴が目立たなく
なったりする
知的能力が
変わったり、考え方や
性格に変化がみられる
こともある

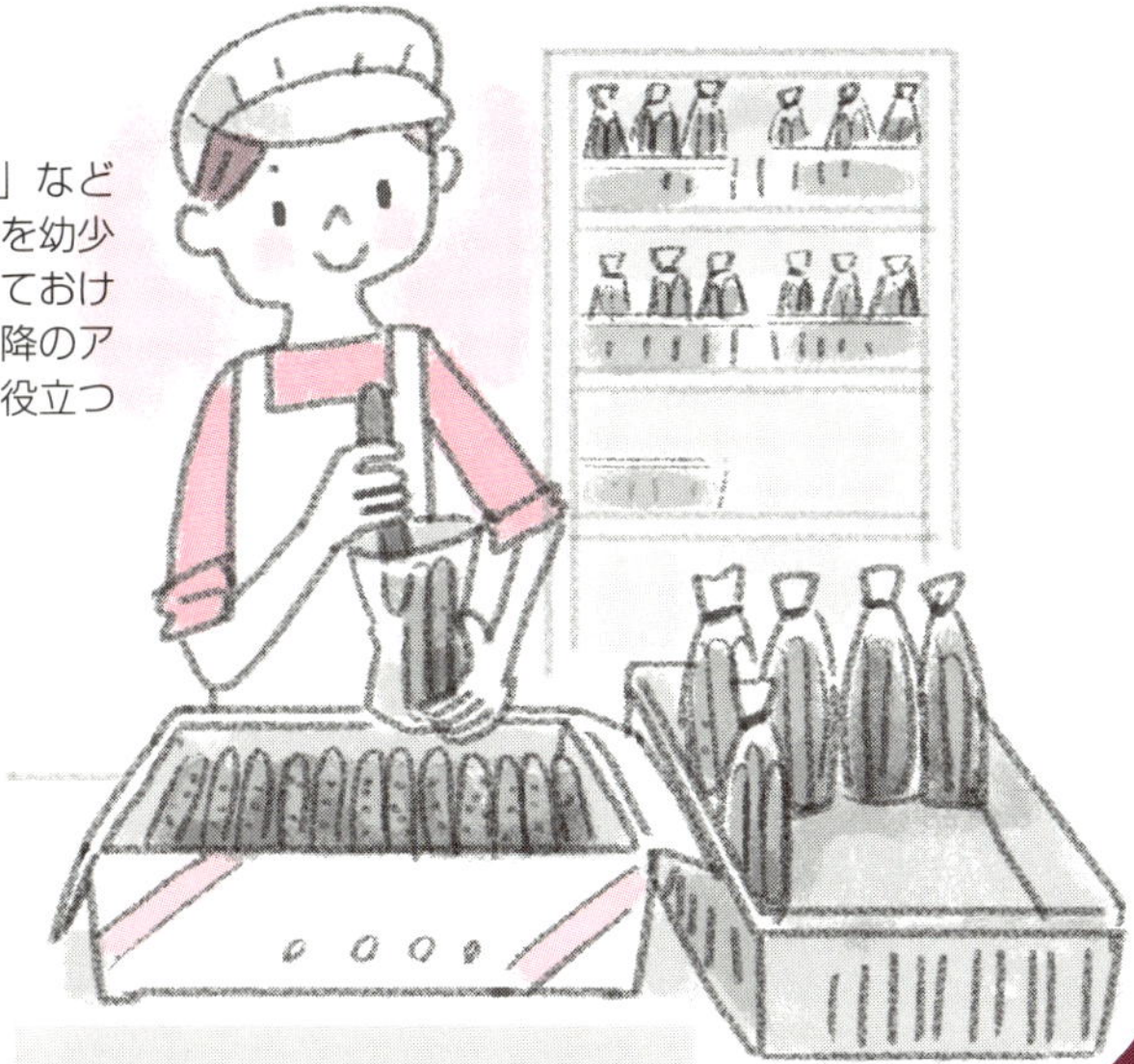

「道具の整理」など得意なスキルを幼少期から伸ばしておけば、思春期以降のアルバイトにも役立つ

生活は変わる

支援によって大きく変えることができるのは、生活です。発達障害の特徴から生活上の支障が引き起こされている場合、その問題を軽減したり、解消したりすることは、十分にできます。

得意なことを伸ばす

規則を守ること、こだわりをもって活動すること、事実を記憶することなどは得意。その領域のスキルを、支援によって伸ばしていく

苦手なことは補う

対人関係の調整や、場の状況に応じた行動などは苦手。支援をしても伸びにくいので、その点では、まわりの人に協力を頼めるようにしていく

生活上の困難が減る

得意なこと・苦手なことを理解し、支援して、生活を調整していけば、困難は減る。生活上の支障を感じにくくなり、自己肯定感が高まる

▼子どもの特徴の変化
（知的障害のない５歳から10歳までの子の例）

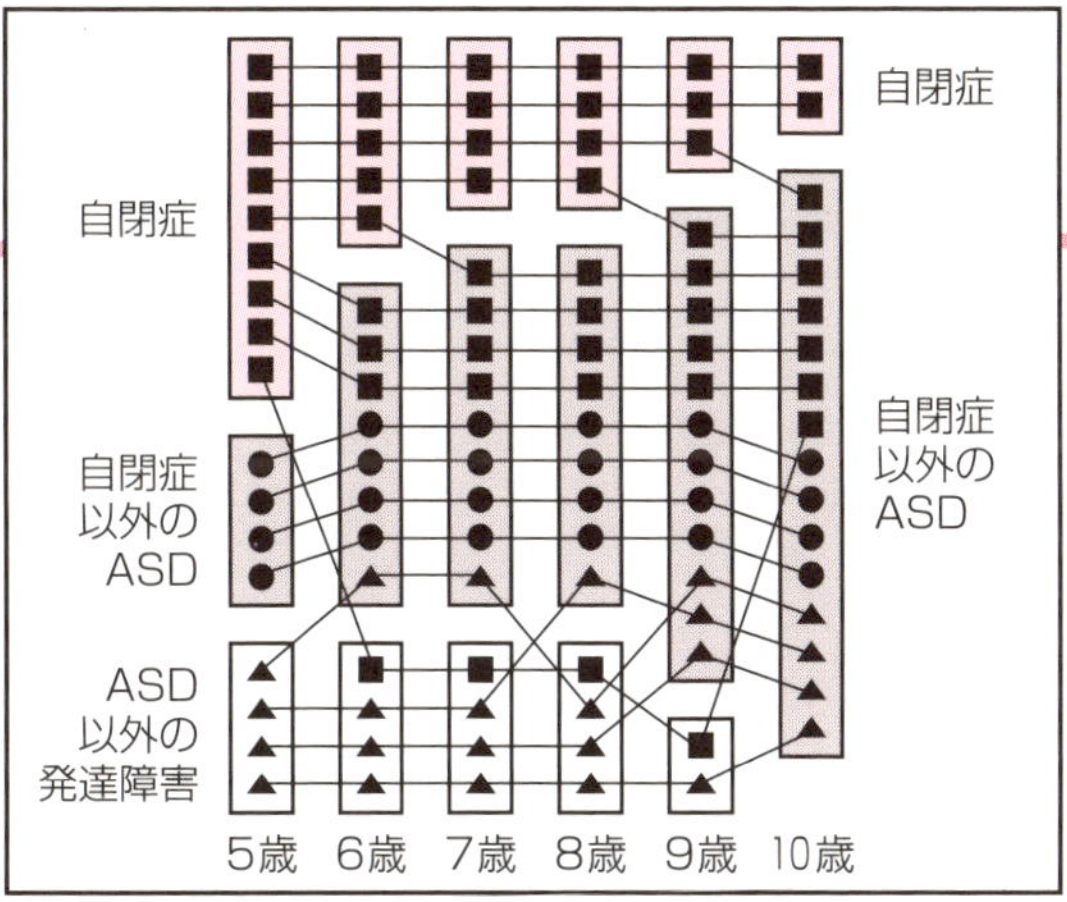

自閉症
自閉症
自閉症以外のASD
自閉症以外のASD
ASD以外の発達障害
5歳
6歳
7歳
8歳
9歳
10歳

「厚生科学研究：自閉症児・者の不適応行動の評価と療育指導に関する研究
平成11年度報告書」P44～49より

特徴はなくなるのか

自閉症スペクトラムの特徴は、得意なことも苦手なことも、生涯続きます。

発達障害の子を長期的にみた調査でも、自閉症スペクトラムという集合体のなかでの変化はみられるものの、特徴は残るという結果が出ています。

当初、他の発達障害とみられていた子が、のちに自閉症スペクトラムと診断されるというケースもあります。

支援1

医師や支援者に、発達の見通しを聞く

支援の第一歩は、子どもの状態を理解すること。その子にどんな特徴があり、この先どんな人生を歩んでいきそうなのか、見通しを立てます。

将来をみすえて いまの課題を考える

子どもに自閉症スペクトラムがあることがわかっていても、各種の工夫によってその子の直面している問題が解決すると、保護者が「このまま続ければ、自閉症スペクトラムは治るのでは」と思ってしまうことがあります。

しかし、自閉症スペクトラムの子には、やはり難しいこともあります。誤った見通しや期待をもってしまうと、本人もまわりの人も苦しみます。

正しい見通しをもち、将来をみすえたうえで、目の前の問題に対応しましょう。医師や各種機関の支援者に相談し、子どもの状態を説明してもらってください。

見通しがないと、あせる

支援には見通しが必要です。見通しをもたず、目の前の問題にとらわれていると、それが解決できなくなってきたとき、あせりがつのります。あせって子どもに無理な課題を与えてしまう場合もあります。

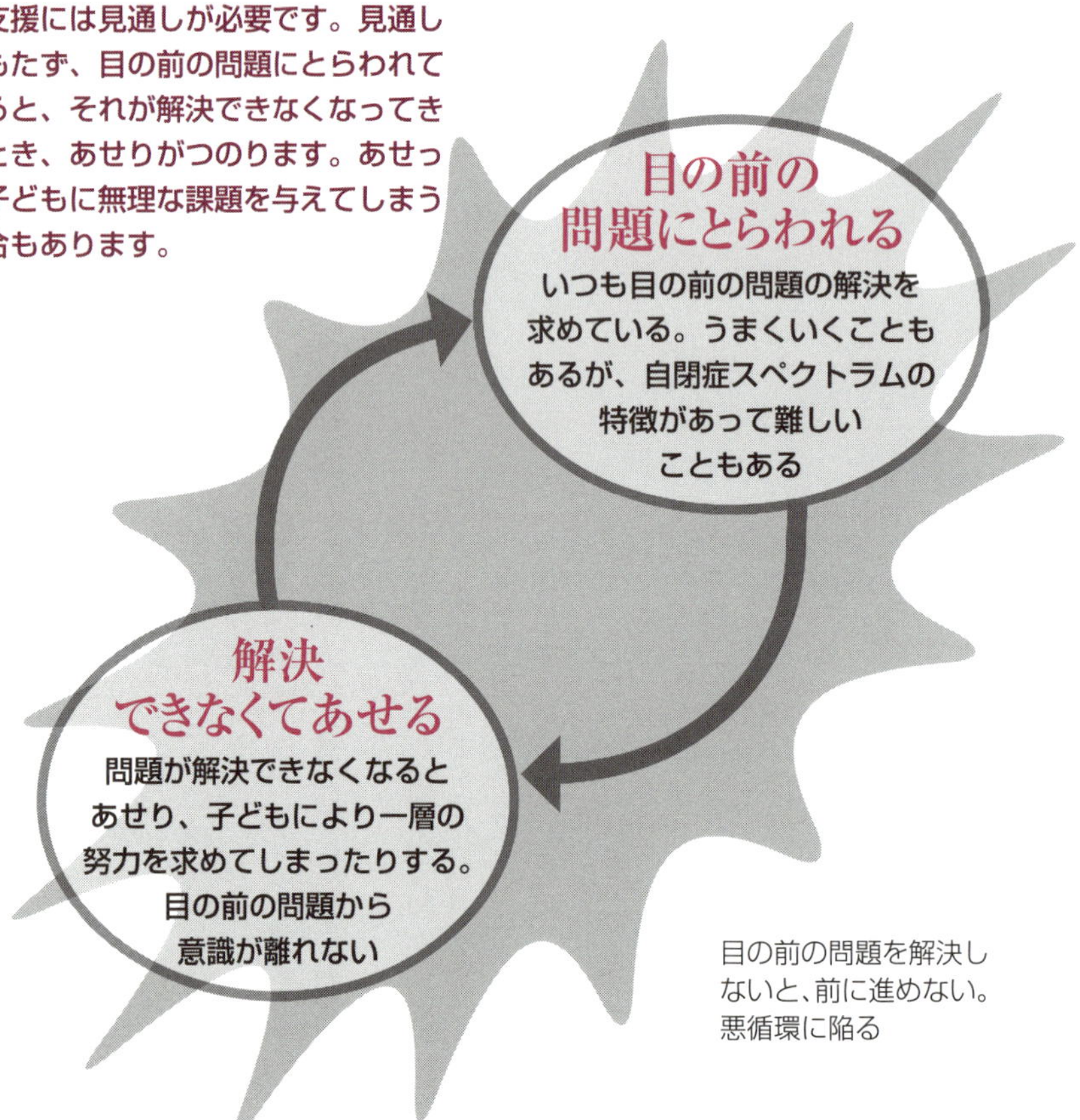
目の前の問題にとらわれる
いつも目の前の問題の解決を求めている。うまくいくこともあるが、自閉症スペクトラムの特徴があって難しいこともある
解決できなくてあせる
問題が解決できなくなるとあせり、子どもにより一層の努力を求めてしまったりする。目の前の問題から意識が離れない

目の前の問題を解決しないと、前に進めない。悪循環に陥る

長期的な見通しをもつ

子どもの発達について、長期的な見通しをもちましょう。自閉症スペクトラムの特徴があり、それが生涯続くことを理解したうえで、いま必要な支援を考えていきます。保護者だけで考えるのは難しいので、医療機関などに相談してください。

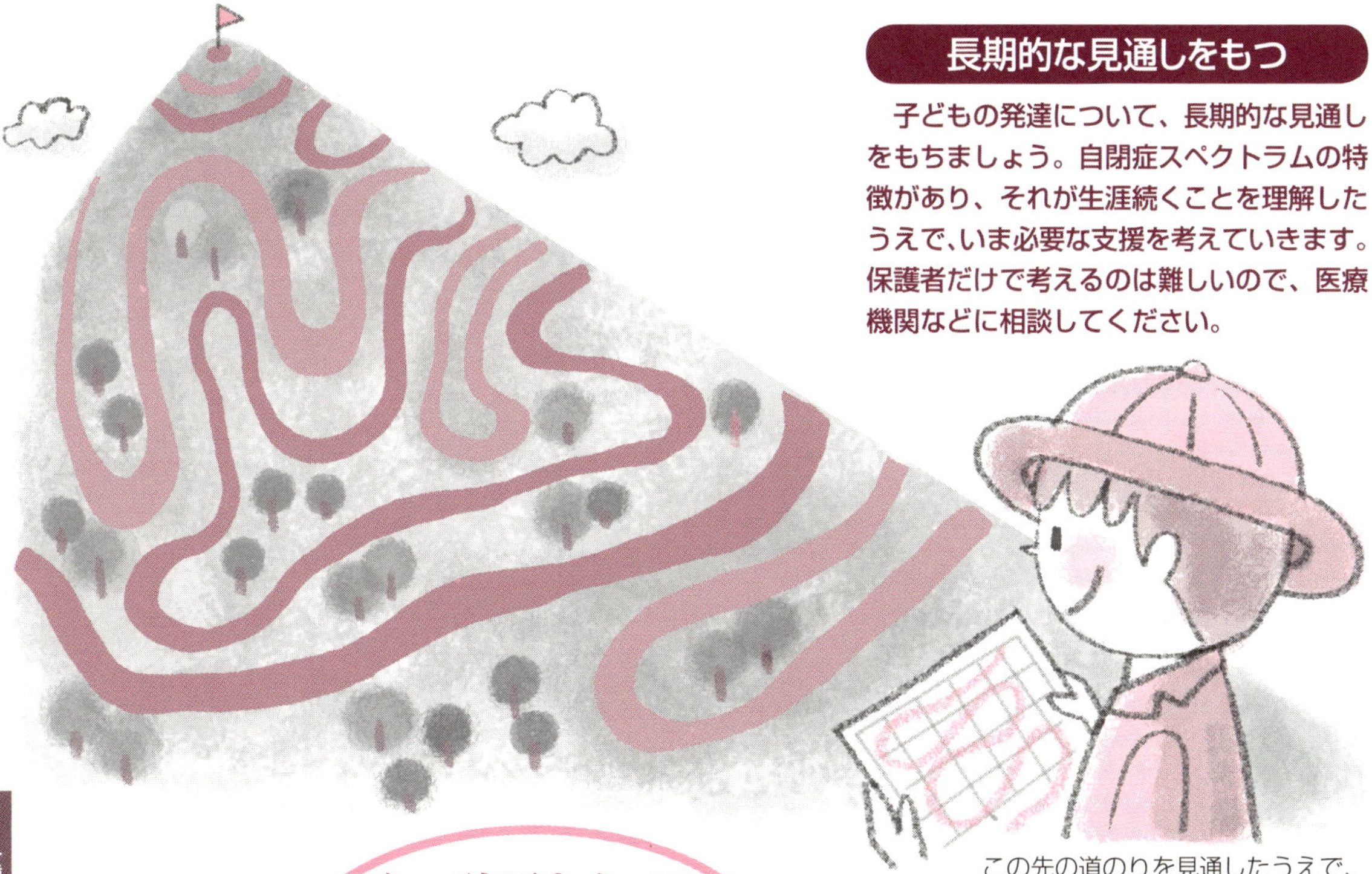

この先の道のりを見通したうえで、いまどのように歩むかを考える

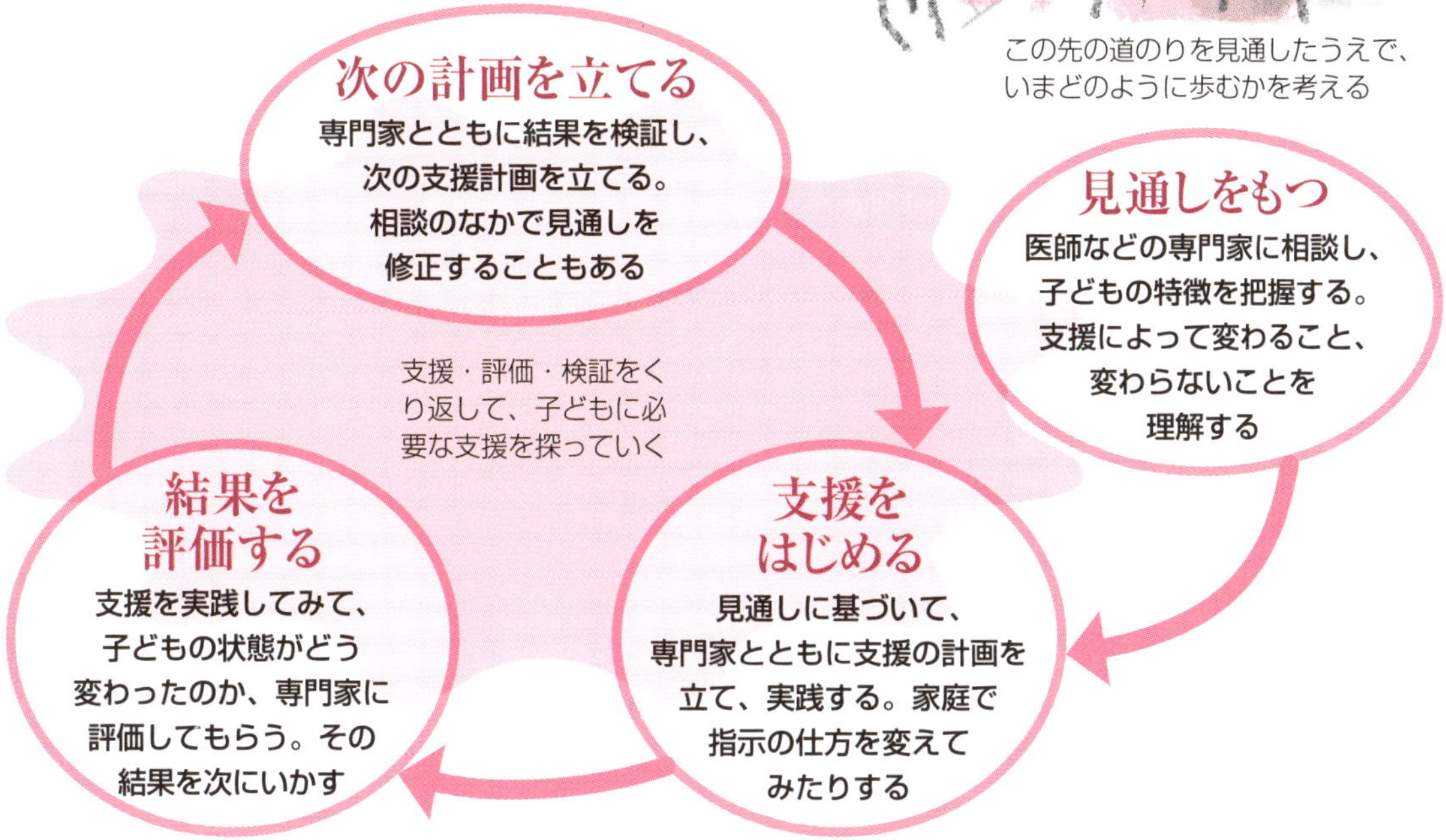
見通しをもつ
医師などの専門家に相談し、子どもの特徴を把握する。支援によって変わること、変わらないことを理解する
支援をはじめる
見通しに基づいて、専門家とともに支援の計画を立て、実践する。家庭で指示の仕方を変えてみたりする
結果を評価する
支援を実践してみて、子どもの状態がどう変わったのか、専門家に評価してもらう。その結果を次にいかす
次の計画を立てる
専門家とともに結果を検証し、次の支援計画を立てる。相談のなかで見通しを修正することもある
支援・評価・検証をくり返して、子どもに必要な支援を探っていく

支援2

生活習慣や環境を調整し、暮らしやすくする

子どもの特徴を理解し、発達の見通しがもてたら、実際に支援をおこないます。支援の基本となるのは、生活面のさまざまな調整や工夫です。

日常生活を少しだけ変える

自閉症スペクトラムの子は、他の多くの子とは異なる発達スタイルをもっています。そのため、平均的な環境では苦しんだり、ストレスを感じたりするわけです。

その「平均的な環境」を、彼ら特有の発達スタイルに合わせて調整していくことが、自閉症スペクトラムへの支援になります。

支援の基本は、日常生活のさまざまな調整です。話し方を変えたり、生活環境を見直したりして、子どもがストレスを感じにくい暮らしをつくっていきます。

さまざまな方法があるので、肩に力を入れず、できそうなことから試してみてください。

方法にこだわりすぎないで

生活面の支援には、さまざまな手法があります。本やウェブサイトなどに具体的な内容がまとめられているので、調べてみましょう。ただし、方法にこだわりすぎると、子どもや保護者の負担となるので、要注意です。

支援のためとはいっても、毎日写真を用意し、防水加工までしていては大変

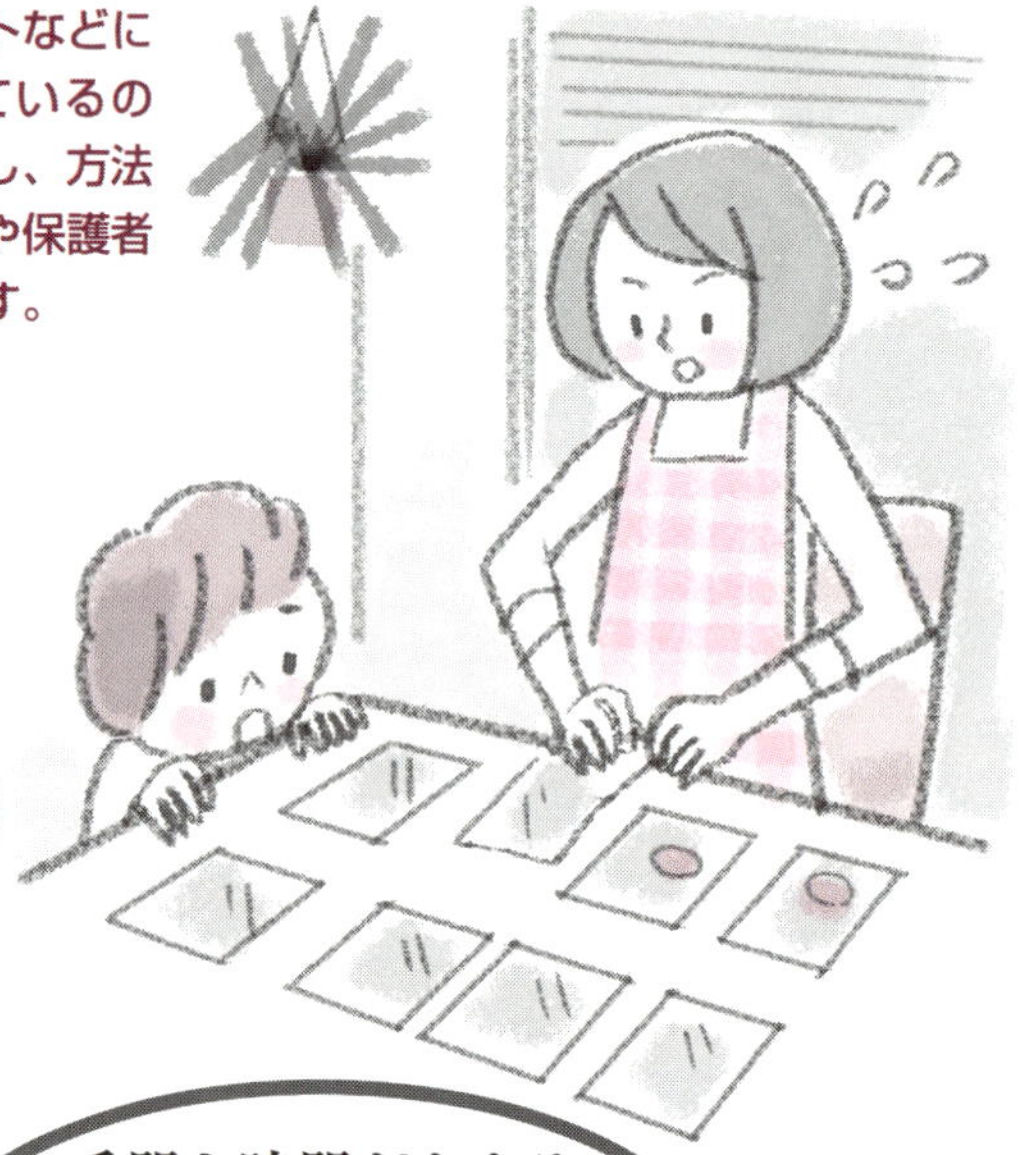

本やウェブサイトでみた方法を、そっくりそのまま、すべて実践する

↓

手間や時間がかかるわりには効果が感じられない。支援をしても無駄だと思い、支援をやめてしまう

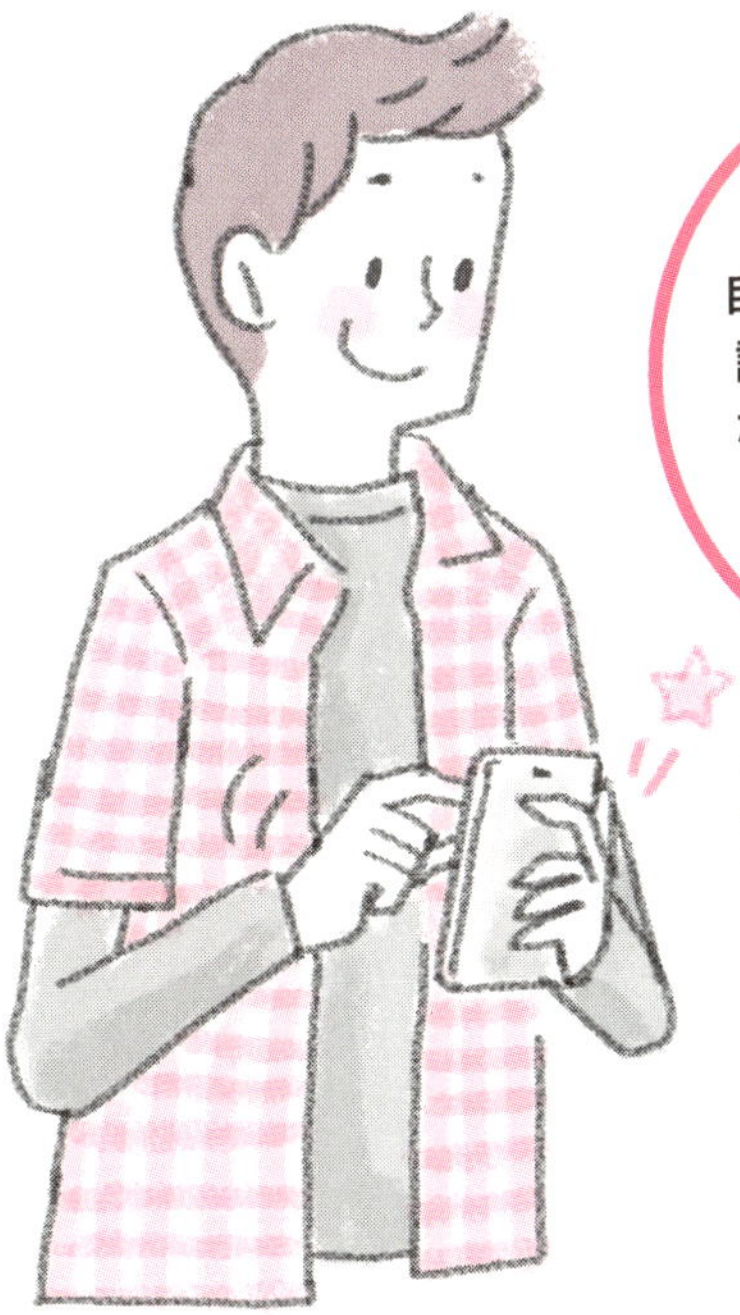

中学生くらいになったら、視覚的な情報としてメッセージアプリなどを使うのもよい

すぐできることを試す

各種の方法を参考にしながら、わが子のために役に立ちそうなことを、できる範囲で試してみてください。見聞きした通りに実践できなくてもかまいません。試しながら調整したり、他の方法に切り替えたりして、柔軟に対応していきます。

指示を視覚的に伝える

自閉症スペクトラムの子は、話を聞くよりも、文字や絵などの視覚的な情報をみるほうが、理解が早い。視覚的な伝え方を心がける

子どもの言い分を聞く

なにごとも、子どもの考えや感想を聞きながら進める。行動の裏にどんな思いがあるか、丁寧に聞きとる

保護者が言行一致させる

わかりやすい言い方をしても、実践がともなわなければ、子どもは混乱する。言ったことには例外をつくらないのがポイント

提案して答えを聞く

一方的な指示や命令ではなく、提案をする。子どもの答えを聞き、意見をすり合わせて互いに納得できる結論を出す

具体的にひとつずつ話す

抽象的な言葉は理解しにくい。数字や固有名詞を使って具体的に話す。また、ものごとは一度にひとつずつ伝える

肯定的な言葉や表現を使う

「ダメ」「やめなさい」などの否定的な言い方では、子どもは対策を見出せない。「いいね」「こうしよう」など肯定的な言い方で指示を出す

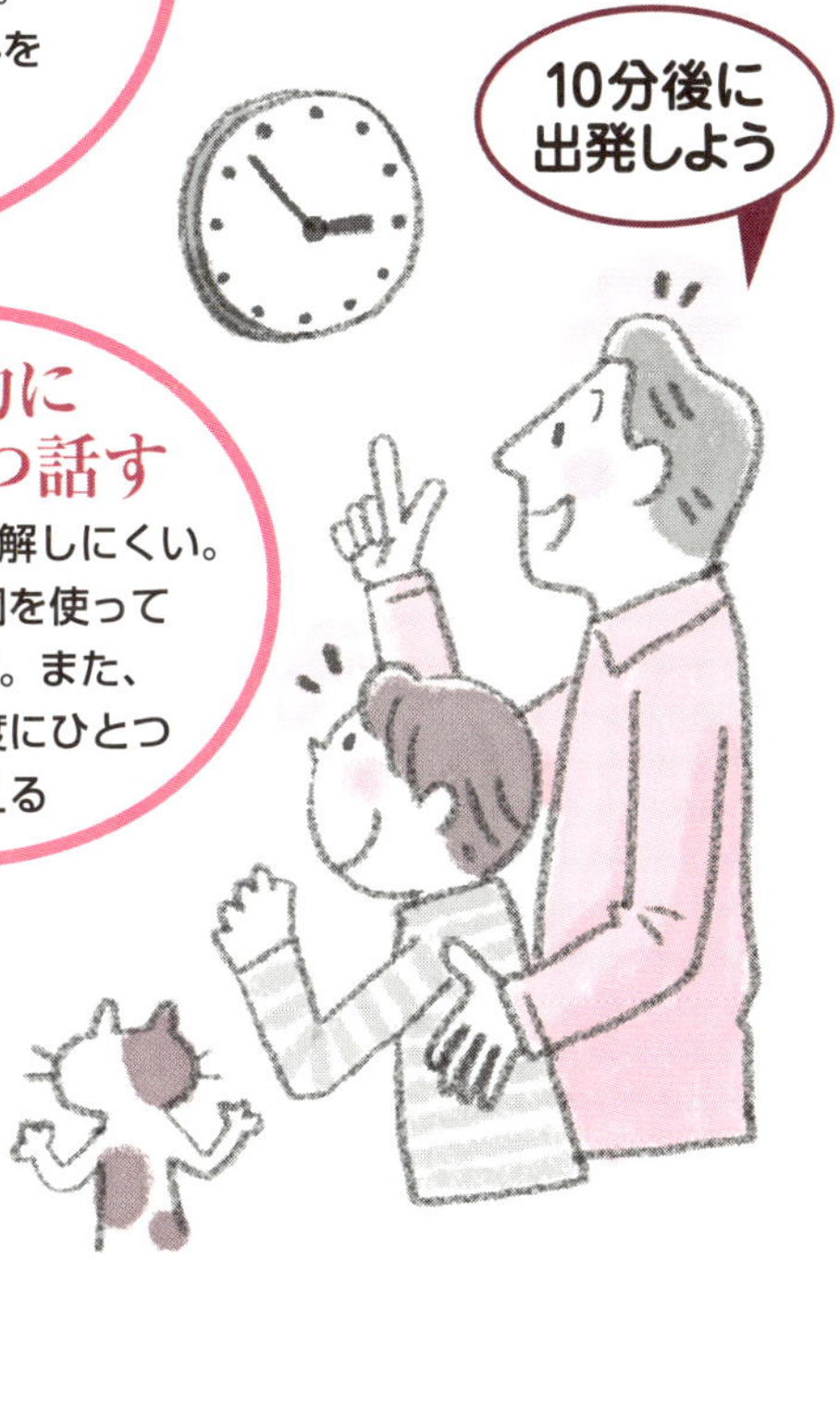

「そろそろ」などのあいまいな言い方だと、子どもが混乱する。具体的な数字を出したほうがよい

支援3

療育法は役に立つものならなんでもとり入れる

自閉症スペクトラムへの専門的な対応として、療育（治療教育）という手法があります。療育にはさまざまな種類があり、子どもによって役立つものは異なります。

特定の方法に力を入れすぎない

発達障害の子どもに、治療的・教育的に体系立てられた手法で対応していくことは、大きくまとめて療育（治療教育）と呼ばれています。

療育法には、さまざまな種類があります。自閉症スペクトラムを主な対象とするものもあれば、感覚面への対応法もあります。豊富な選択肢のなかに、子どもの役に立ちそうなものがあれば、とり入れてみてください。

ただし、特定の療育法に入れこみすぎるのはさけましょう。子どもの特徴よりも療育法が主体になってしまい、子どもの負担となることがあります。

療育のはじめ方

生活面の基本的な支援だけでなく、専門的な療育も受けたいと思ったら、医師や支援者などの専門家に相談し、療育をおこなっている専門機関を紹介してもらいましょう。

はじめ方は?

専門家に相談し、子どもに合った療育法と、それが受けられる専門機関を紹介してもらう

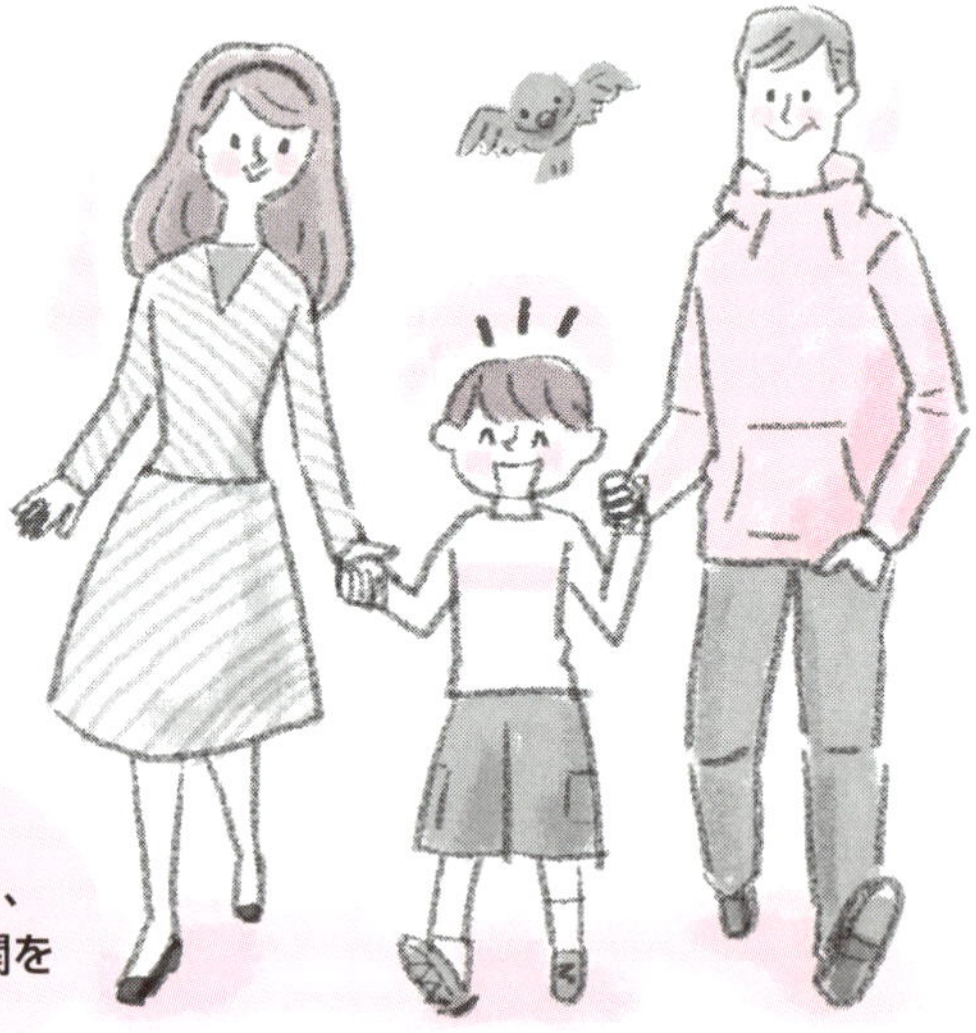

療育は、特訓ではない。家族で悩まず、苦しまずにとりくめることを探したい

選び方は?

療育に正解や間違いはない。一般論や他の人の例にとらわれず、わが子に合ったものを探す

目標は?

知的能力などの指標の改善をめざすのではなく、生活上の困難を減らすことを目標にしたい

主な療育法

自閉症スペクトラムの子が活用できる療育法をいくつか紹介します。子どもの気持ちや状態、家庭環境などによって役立つものは異なるため、自分たちに合うものを探してみましょう。

RDI

対人関係発達指導法。他者と経験を共有するための能力や意欲の発達をめざす。経験共有の発達段階を細かく規定していて、その分類にしたがってさまざまな活動をする。自閉症スペクトラムのなかで、知的能力が高い子に向いている。

ABA

応用行動分析。子どもの行動を分析し、問題点を探り出して、計画的に修正していく手法。発達障害全般の療育法として確立されているが、計画を遂行するのが簡単ではないため、注意が必要。

SST

ソーシャルスキルトレーニング、社会技能訓練。専門家の指導のもとで、集団行動の練習をする。あいさつや人の話の聞き方などをテーマとする。自閉症スペクトラムの子では、効果が出にくい場合もある。

学習支援

学習面で発達の遅れがみられる子に対して、その子に合った支援をおこなうこと。自閉症スペクトラムよりも、LDへの対応として実践されている。道具を使って読み書きしやすい環境を整えたりする。

感覚統合

感覚面・運動面の問題にとりくむ療育法。医師や作業療法士の指導のもとで、特殊な遊具などを使い、さまざまな経験を積む。それによって五感や体性感覚、平衡感覚などが整う可能性がある。

ソーシャルストーリー

社会的なやりとりをストーリー仕立てで理解する療育法。「友達とのケンカ」など特定の場面を、保護者やまわりの大人が文章や絵などにして子どもにみせ、話し合いながら、そのときの人の気持ちなどをいっしょに考えて、理解を深めていく。

TEACCH《テイーチ》

自閉症スペクトラムの子の療育法。特徴を矯正することではなく、特徴があっても生活に適応できるよう、支援していくことが理念となっている。手法としては、視覚的情報の活用や、空間や時間、手順などの構造化（89ページ参照）などがおこなわれる。

ペアレントトレーニング

親がトレーニングを受けて、子どもとの暮らし方を学ぶ方法。子どもの行動を望ましいもの、望ましくないものなどに分け、それぞれへの対応法を練習する。

PECS《ペクス》

絵が描かれたカードを活用して、コミュニケーション能力を育てる方法。言葉の発達が遅れている子でも、絵カードを使って要求し、合意を得る経験ができる。自閉症スペクトラムのなかでも、知的障害が併存する子に向いている。

※療育法にはそれぞれに特徴があります。ここでは左上から右下へ、50音順で紹介しています。

支援4

学校や職場、地域で支援制度を利用する

自閉症スペクトラムがある子は、さまざまな支援制度を利用することができます。就学から就労まで、各年代で制度が用意されているので、積極的に使いましょう。

積極的に使ったほうがよい

支援制度を使うためには、子どもに特別な支援が必要であることを示して、申請をおこなう必要があります。

なかには、そうすることに抵抗感を抱き、制度の利用をためらう人もいます。

学校や職場、地域に対してどのように伝えていくか、家庭によって考えは違うでしょう。本人と家族で、よく相談してください。

判断に迷うときには、子どもがいま困っているかどうかをひとつの基準として考えてみましょう。学校生活などで、子どもにストレスがかかっていれば、制度を積極的に利用したいところです。

学校

特別支援教育

学校に、子どもの特性に合った個別の支援や指導をしてもらうこと。いくつかの形式があり、発達障害の程度に合わせて選ぶ。通常学級に通い、学習支援員をつけてもらうこともできる。小学校から利用できるので、幼児期に自閉症スペクトラムがわかった場合、就学前から制度の利用を検討する。

■相談先……通学先の学校、教育センター、特別支援教育センター、教育委員会など

特別支援学校

発達障害だけでなく、各種の障害がある子どもに対して、学習面・生活面などの総合的な支援をおこなう学校。小学校から高校まで利用できる

特別支援学級

一般校に設置されている、個別支援のための少人数クラス。教科学習や学校生活への支援が中心。小・中学校で利用できる

通級指導教室

一般校の通常学級に在籍する子どもが定期的に通う少人数クラス。通常学級の一斉指導では学びにくいことを補助的に学ぶ

職場

障害者就労

生活上の支障があり、障害者手帳を取得した場合には、企業の障害者雇用枠に応募することができる。一般就労に比べて賃金が低くなりがちだが、障害への配慮や支援は受けやすい。

■相談先……障害者職業センター、障害者就業・生活支援センター、ハローワークなど

就労支援

就労中の人や一般就労をめざす人は、職場適応を支援する「ジョブコーチ」や、就労を前提とした試用的な「トライアル雇用」などの制度が利用できる。また、各種の事業所や作業所で、短期的に福祉就労を経験し、一般就労への足がかりとすることもできる。

■相談先……自治体の福祉担当窓口、障害者職業センター、就労移行支援事業所、就労継続支援事業所など

地域

障害者手帳

各種の障害に対する、行政的な認定を示す手帳。障害があることを自治体などに申請し、認定されれば交付される。自閉症スペクトラムの人は「療育手帳」「精神障害者保健福祉手帳」が取得できる場合がある。手帳を取得すると各種の援助措置が受けられる。

■相談先……自治体の福祉担当窓口、児童相談所、医療機関の精神保健福祉士

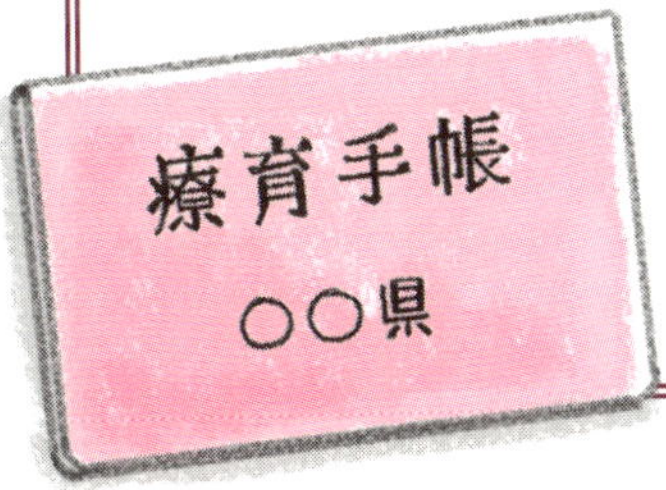

療育手帳の呼び方は地域によって異なる。東京都の場合は「愛の手帳」という名称

グループホーム

発達障害などの障害がある人が共同生活をする施設。15歳以上の人が利用できる。利用期間など詳細は施設ごとに異なる。

■相談先……自治体の福祉担当窓口

障害基礎年金

知的障害などの障害がある人に給付される年金。20歳以上の人が申請できる。基準は障害者手帳とは異なる。

■相談先……自治体の福祉担当窓口

COLUMN

困ったときに利用できる相談機関・支援機関

複数の機関とつながっておく

自閉症スペクトラムの子を支援していくときには、主治医のいる医療機関だけでなく、教育関係や就労関係の機関も利用したほうがよいでしょう。

主治医に教育や就労の悩みを相談することもできますが、医師はやはり医学の専門家。対応には限界があります。複数機関を利用し、その情報を主治医に集約すると、支援がうまくまとまります。

職場

就労関係

- ●障害者職業センター（就労支援、障害者就労）
- ●障害者就業・生活支援センター（就労関連の相談・評価・支援、生活関連）
- ●ハローワーク（就労支援）
- ●高校・大学の就職課（卒業後の進路）

地域

医療福祉関係

- ●医療機関（診断、療育）
- ●発達障害者支援センター（発達障害の子どもや大人の生活全般）
- ●自治体の福祉担当窓口（障害者手帳、障害基礎年金、地域の各種機関の情報）
- ●保健センター・保健所（療育、地域の医療機関の情報）

学校

教育関係

- ●教育センター・特別支援教育センター（特別支援教育）
- ●一般校（特別支援教育）
- ●特別支援学校（学校の詳細）
- ●高校・大学の学生相談室（学校生活）

※各種機関と、主に相談できることをまとめました。
機関や地域によって詳細は異なるので、くわしくは各機関に問い合わせてください。

5 生活面では二つのスキルを身につけたい

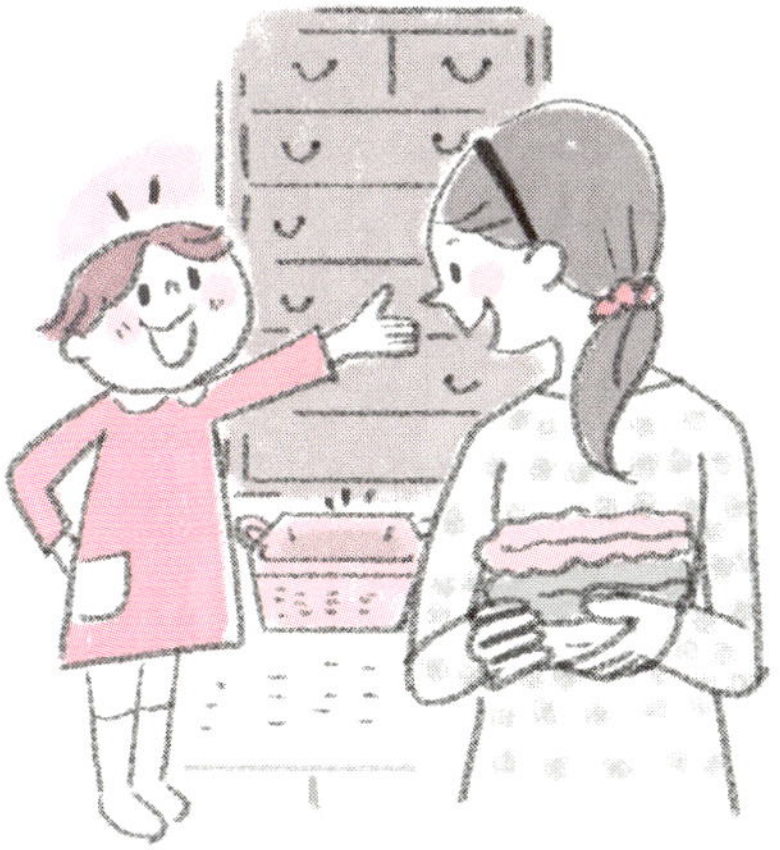

自閉症スペクトラムの子は、
得意・不得意がはっきりと分かれています。
得意なことを「自律スキル」としていかし、
さらに「ソーシャルスキル」を身につけて、
苦手なことは人に頼るようにしていきましょう。
この二つのスキルが身につけば、
社会生活に適応しやすくなります。

5章のキーワード

- トップダウン式の育児
- 構造化と合意
- 幼少期・思春期・成人期の違い

ストーリー❺

息子は困ったとき、人に相談できるようになった

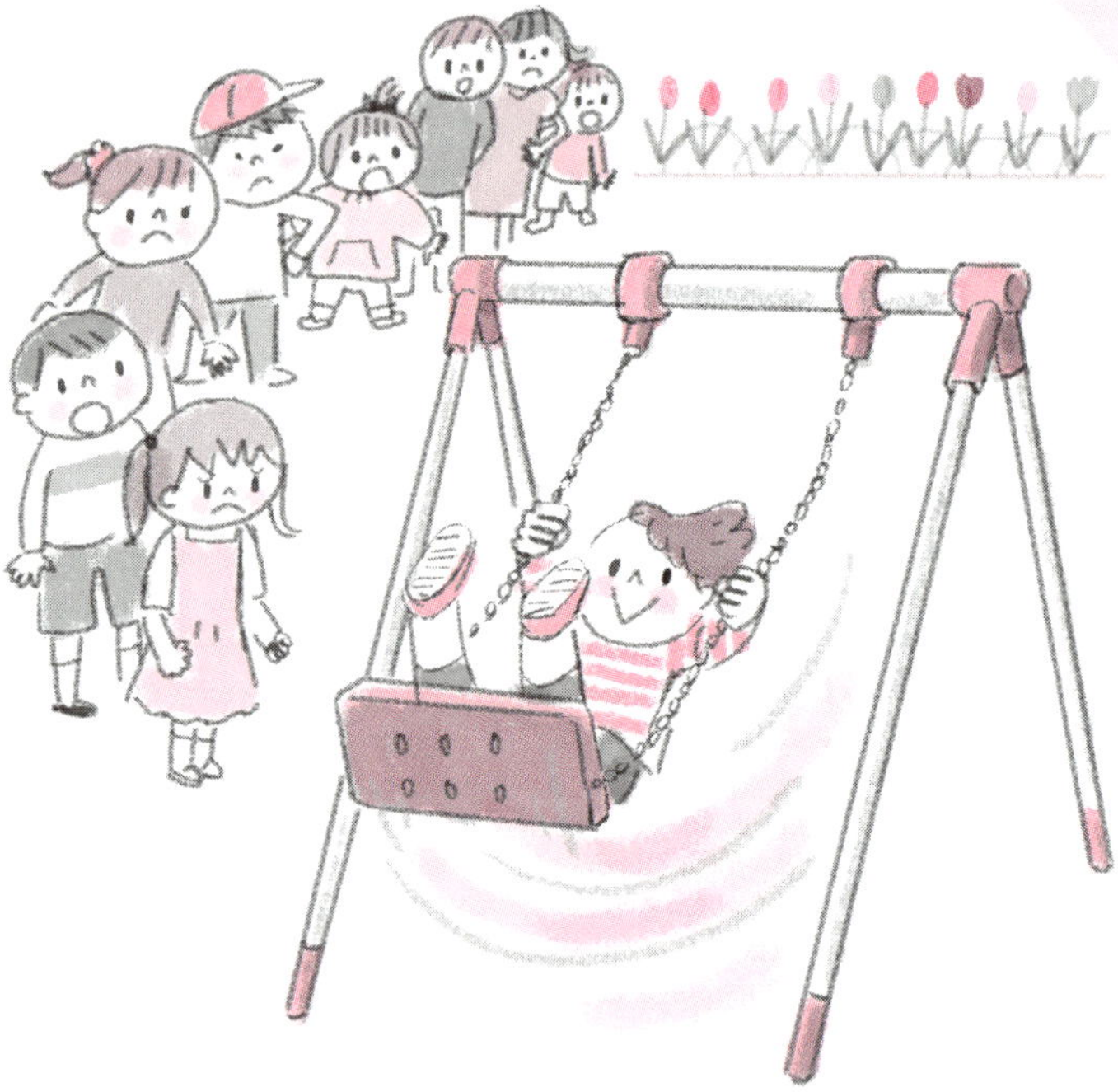

1 各種機関を利用しながらすごすうちに、息子の特徴が少しずつわかってきました。ブランコに夢中で、他の子に気を配れない様子をみても、「こだわりの強さ」や「対人関係の難しさ」として理解できるようになりました。

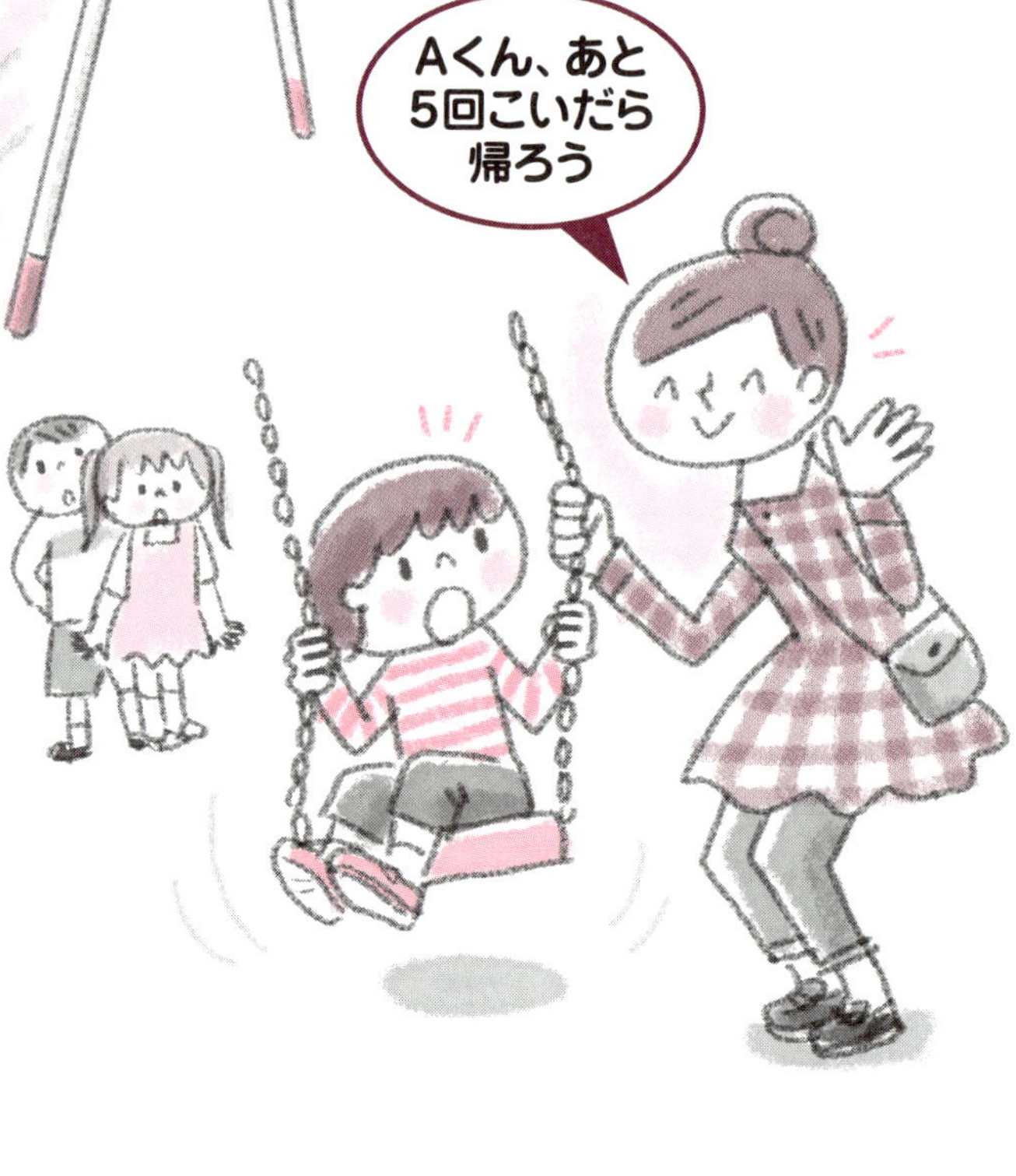

2 息子が好きな遊びに夢中になっているとき、以前は「そろそろ帰ろう」「早くして」などと言っていました。いまは息子の特徴に配慮しています。

3 なにもかも心配する必要はないことも、わかってきました。タンスから自分の着替えをとり出すことなど、規則的な作業は得意なので、本人にまかせるようにしています。

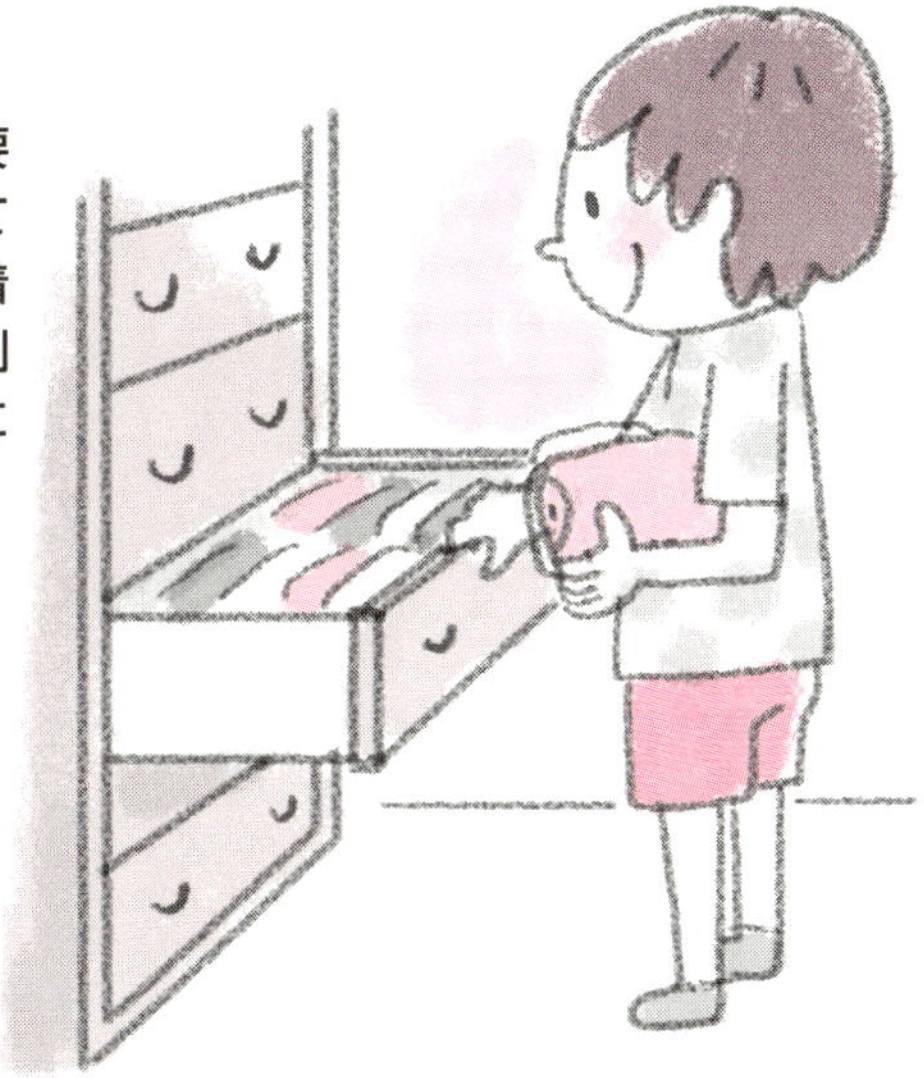

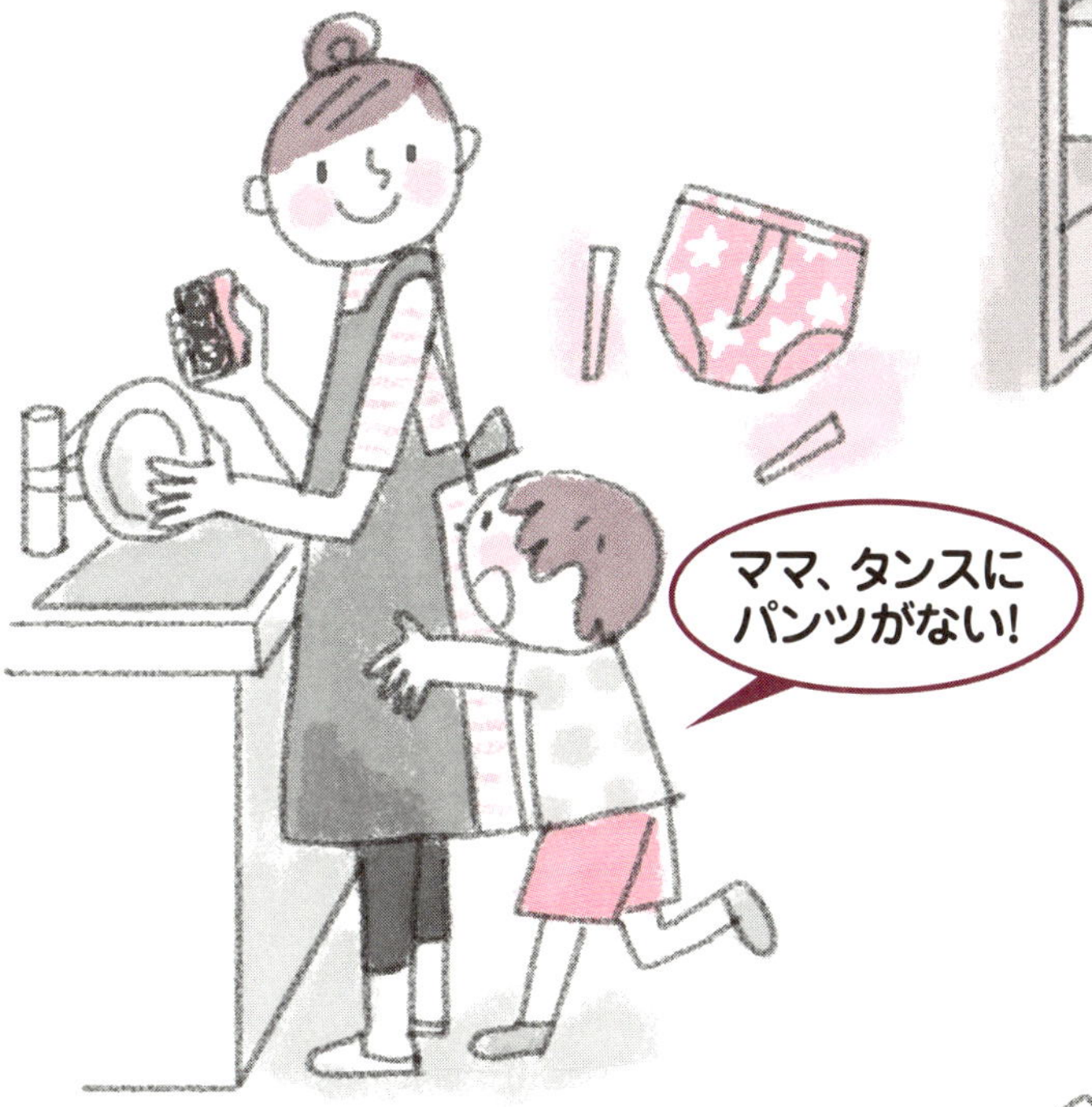
ママ、タンスにパンツがない!

4 息子自身も、自分のできることがわかってきたようです。困ったときにパニックになることが減り、親に相談する機会が増えてきました。

5 うまくいかないこともまだありますが、息子も私たち家族も、以前よりは少し落ち着いてきました。

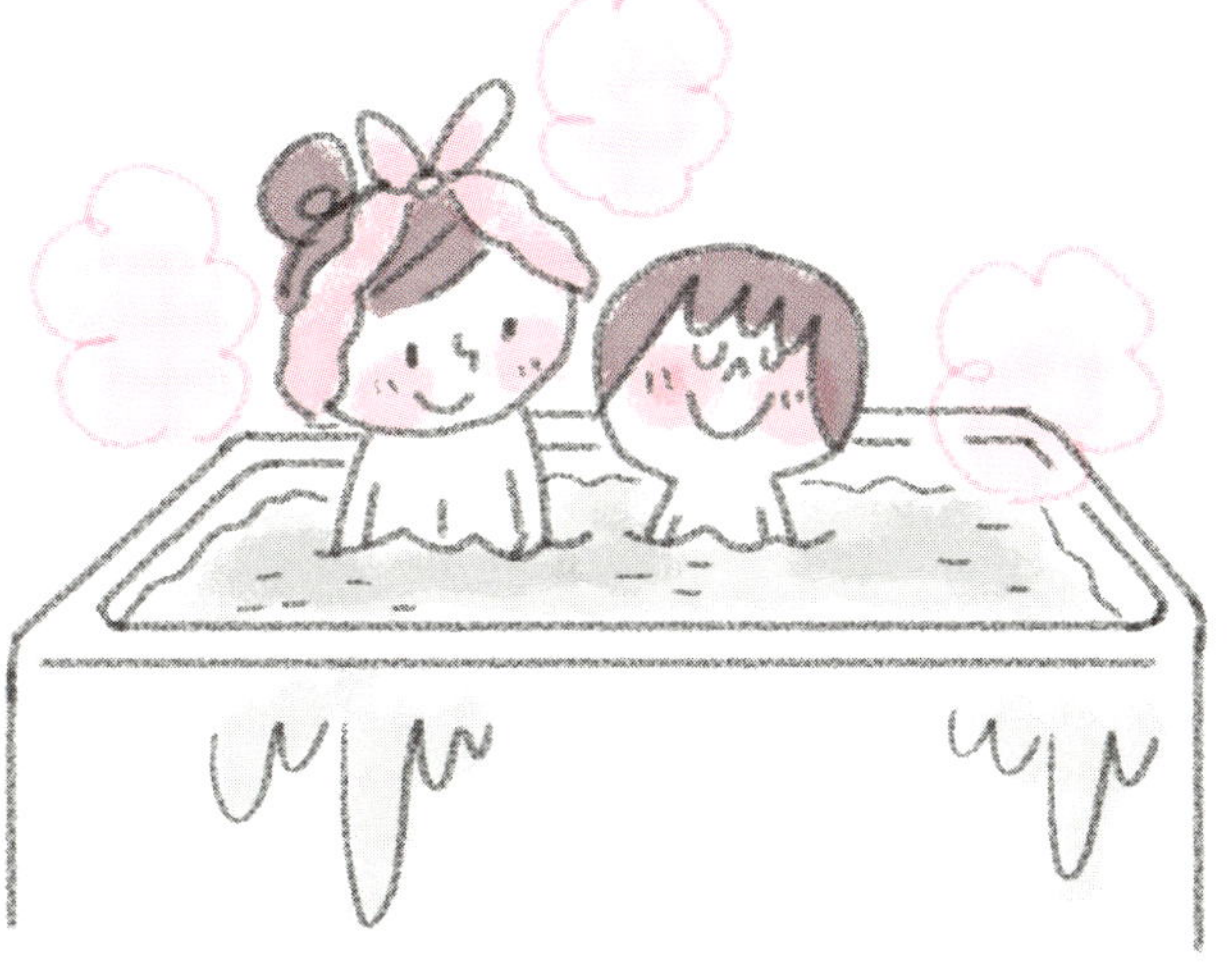

子どもが、得意なことには自分からとりくみ、苦手なことでは人を頼れるようになると、生活が落ち着きます。その２つのスキルを育てていきましょう。

二つのスキル

二つのスキルで得意を伸ばし、不得意を補う

子どもの得意なところは伸ばし、不得意なところは無理に鍛えないようにしましょう。まわりの人がそう意識していると、子どもの二つのスキルが育っていきます。

二つのスキルが社会参加のカギに

自閉症スペクトラムの子は、他の子と違うことをするのは得意です。彼ら特有のスタイルで、個性的な能力を発揮できます。

しかし、それが度を越してしまい、社会常識から逸脱することがあります。他の子にはない個性を、社会のルールのもとで発揮できるようにしたいものです。

そこで、自律スキルとソーシャルスキルを意識することが重要になるのです。子どもの得意なことを尊重すると同時に、人が頼りになること、社会にルールがあることも伝えれば、その子は社会のなかで安心して自分の力を発揮できるようになっていきます。

2つのスキルは表裏一体

自閉症スペクトラムの子どもにとって重要な「自律スキル」と「ソーシャルスキル」は、表裏一体の存在です。どちらもバランスよく育てていきましょう。

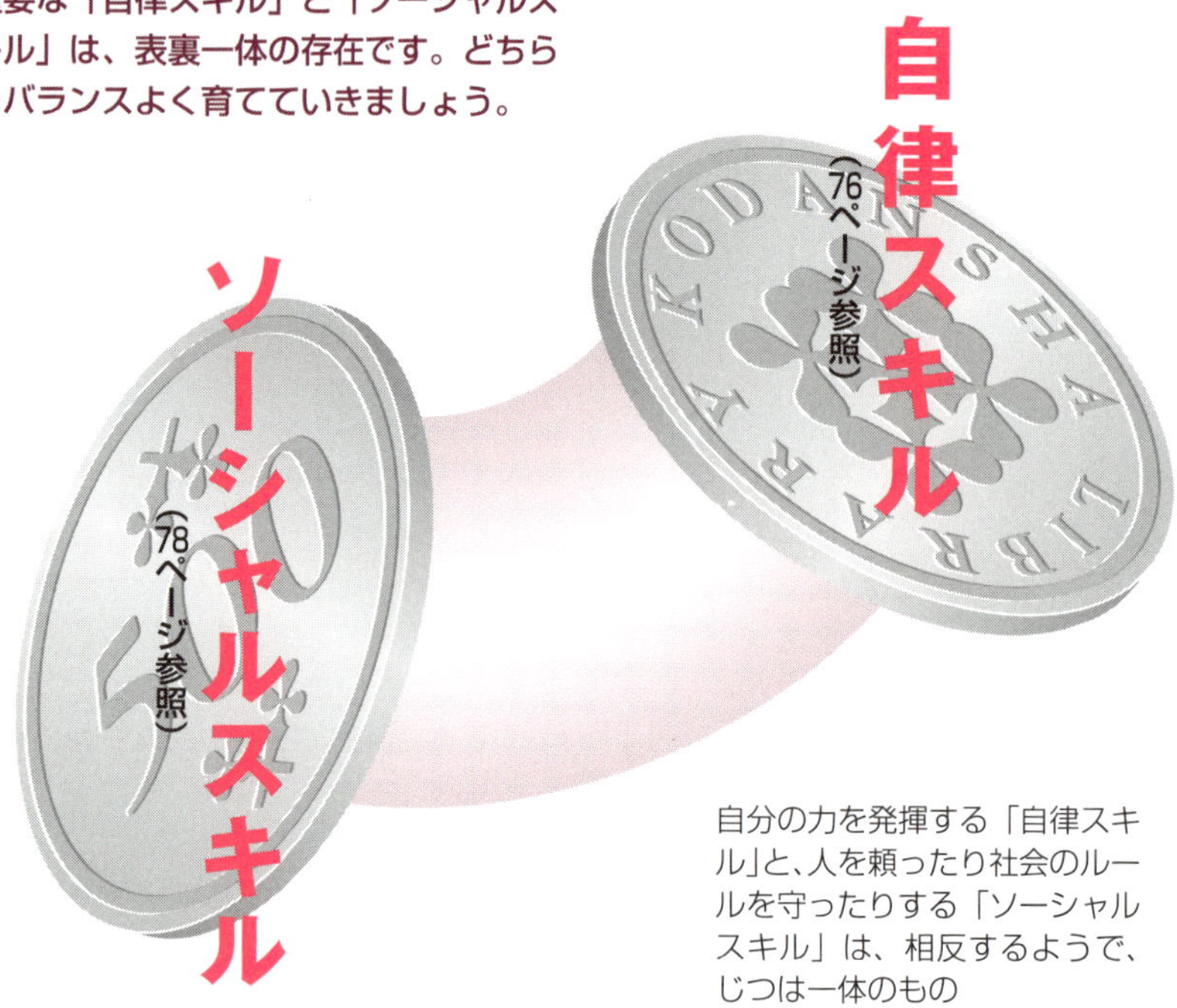

自律スキル
（76ページ参照）
ソーシャルスキル
（78ページ参照）
KODANSHA LIBRARY
50

自分の力を発揮する「自律スキル」と、人を頼ったり社会のルールを守ったりする「ソーシャルスキル」は、相反するようで、じつは一体のもの

バランスよく伸ばしたい

得意なことを伸ばすのは重要ですが、それだけでは、苦手なことへの対応がなかなか身につきません。苦手なことでは人を頼ること、得意でも苦手でもルールは守ることを、教えていきましょう。

自己理解が進む

子どもが自分の得意なことと苦手なことを理解し、それに合った暮らし方ができるようになっていく

同時に伸びる

子どもが得意なことはまかせ、苦手なことは手助けする。そして一貫して社会のルールは守ってもらう。2つのスキルが同時に伸びていく

まわりの大人が2つのスキルを意識して子どもを育てる

ソーシャルスキルだけ伸びる

ルールを守る力や人を頼る力を育てても、自分でできることが育たなければ、つねに他人主体で活動するようになっていく

自律スキルだけ伸びる

得意なことを伸ばすだけの生活では、たとえば学力や知識だけが向上しても、その力を共同作業のなかで使うことができない

スキルのバランスを意識せず、「ほめる」か「手伝う」か、どちらかにかたよった子育てになっている

問題が起こりやすい

行動がかたよりやすく、「得意なことしかしない」「指示がないとなにもできない」などの問題が起こりがちに

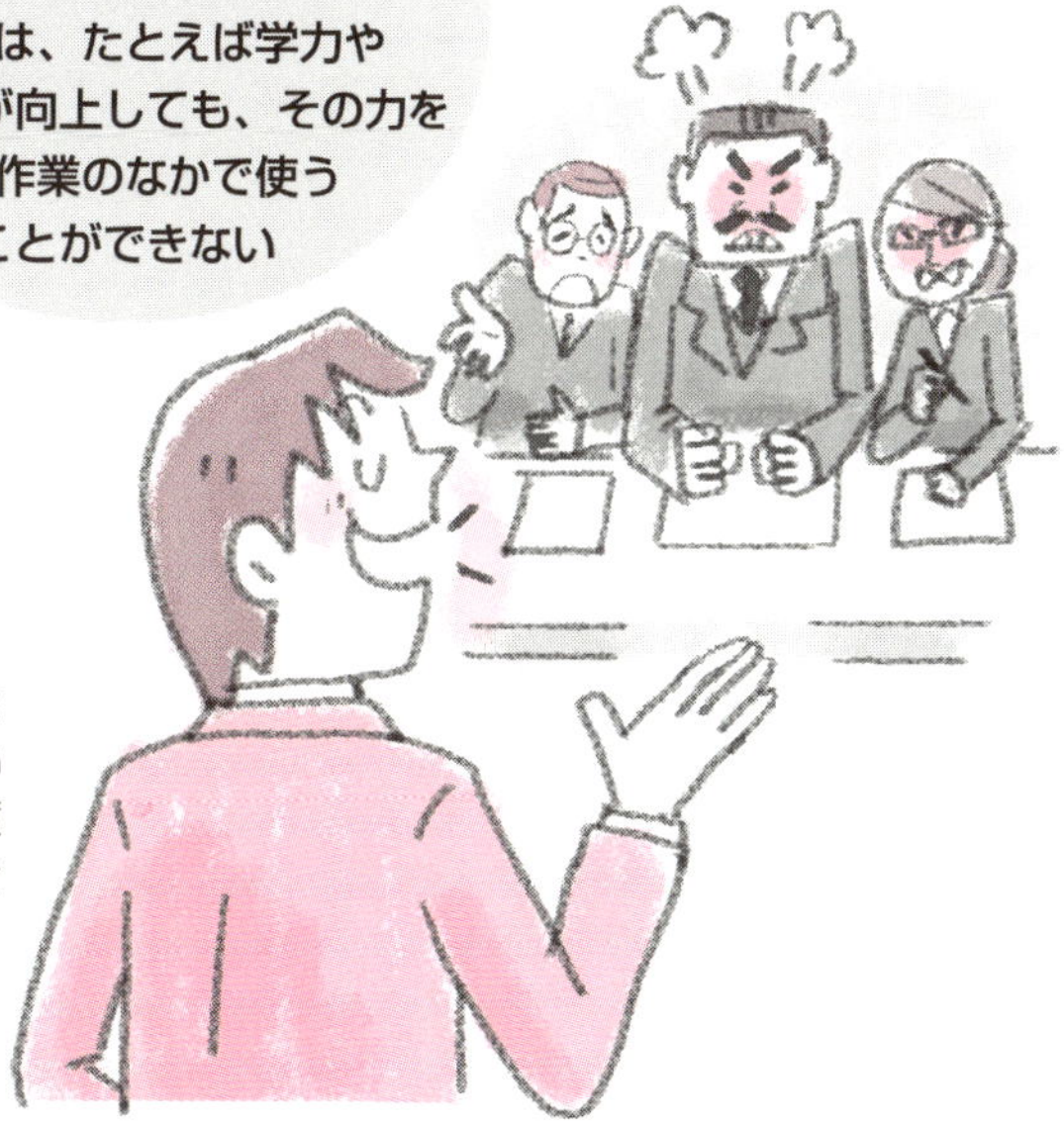

得意分野のことは誰よりもくわしく知っているが、それを語る態度が悪くて、相手に話を聞いてもらえない

二つのスキル

できることを着実におこなう「自律スキル」

子どもが得意なことを着実にこなし、それによって自己肯定感を育んでいけるように、支援しましょう。それが「自律スキル」となります。

得意と苦手を知ることで自律スキルが育つ

子どもが自分にできることを理解し、それを着実にこなせるようになるためには、苦手なことも知っておく必要があります。

保護者はまず、子どもの得意なことや興味のあることを尊重しましょう。その分野の能力が伸びていくように、支援します。

同時に、子どもの苦手なことに対しては、努力や克服を求めるのはさけましょう。できないことは無理をせず、やめる判断ができるように、うながしていきます。

子どもが、苦手なことにはソーシャルスキルを使えるようになれば、同時に自律スキルも確かなものとなっていくのです。

自律スキルとは

自律スキルの「自律」は、自分を律するという意味の言葉。自分で自分をコントロールすることをさします。なんでもひとりでするという意味の「自立」とは違います。

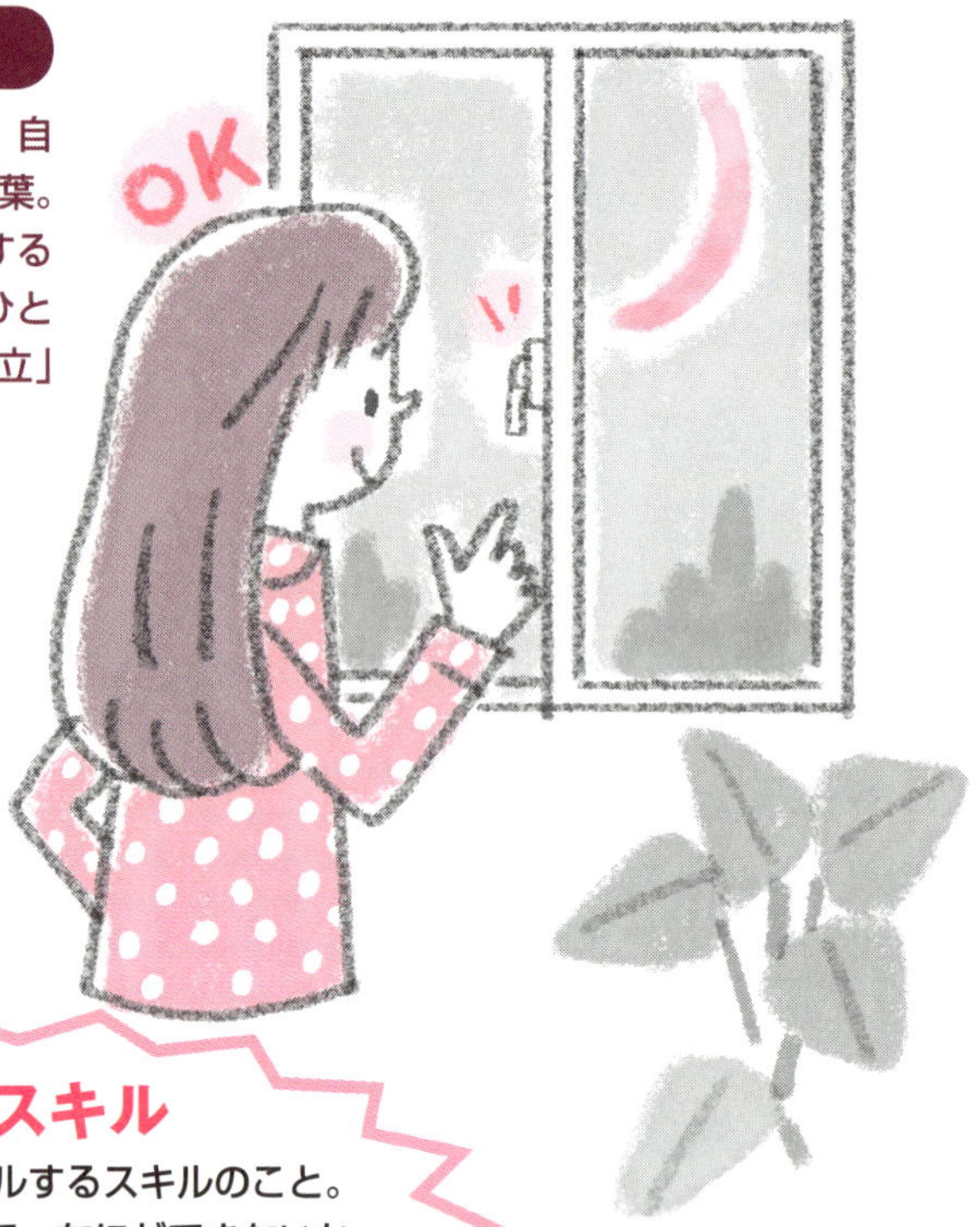

几帳面な特徴をいかして、施錠の確認を子どもの役割にする。自律スキルが発揮される

自律スキル

自分をコントロールするスキルのこと。自分になにができて、なにができないかを知り、できることを着実にこなすというスキル

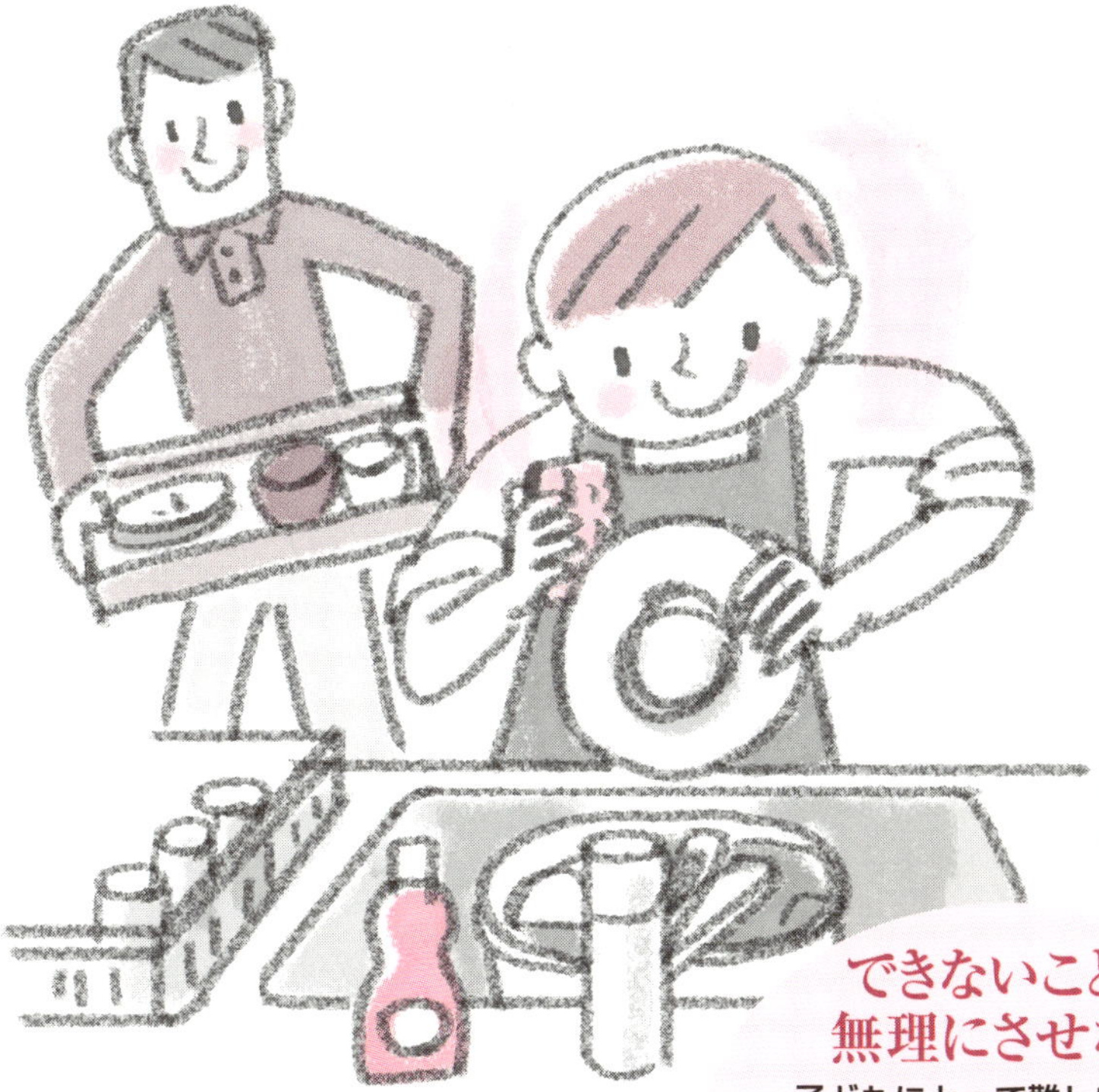

もの分類や整理が好きな子に、皿を洗って片付けることをまかせると、その体験を通じて自信をもてるように

できること・できないことを知る

子どもが自分の得手不得手を理解し、自分に合った努力や工夫ができるように、育てていきましょう。子どもの特性を理解せず、一般的な発達の目安にそってスキルアップをめざすのはさけてください。

○

できることを尊重する

子どもが得意なこと、興味をもっていることを尊重する。それをいかして成功体験を積み重ね、子どもの自己肯定感を育てていく

できないことは無理にさせない

子どもにとって難しいことも把握する。子ども本人が、苦手なことには「できない」と自信をもって言えるようにする

自律スキルの原点は自己肯定感

子どもは、自分にできることを理解し、実感すると、自信がもてるようになっていきます。自己肯定感が育ち、その感情が自律スキルの原点となるのです。

自己肯定的な子は、自分にはできないことに直面したときに、無理をしないという判断をすることもできます。これは自己否定ではなく、自分の能力をきちんと把握できているということです。できないことへの自信もまた、自律スキルなのです。

×

とにかくスキルアップ

すべてにおいて年齢相応のスキルを求め、苦手なことでも練習させようとするのはよくない。それは自閉症スペクトラムの子には合わない

二つのスキル

相談し、社会のルールを守る「ソーシャルスキル」

自閉症スペクトラムの子は対人関係の調整が苦手ですが、一定の方法を組み立てれば、社会と適切に関われるようになっていきます。

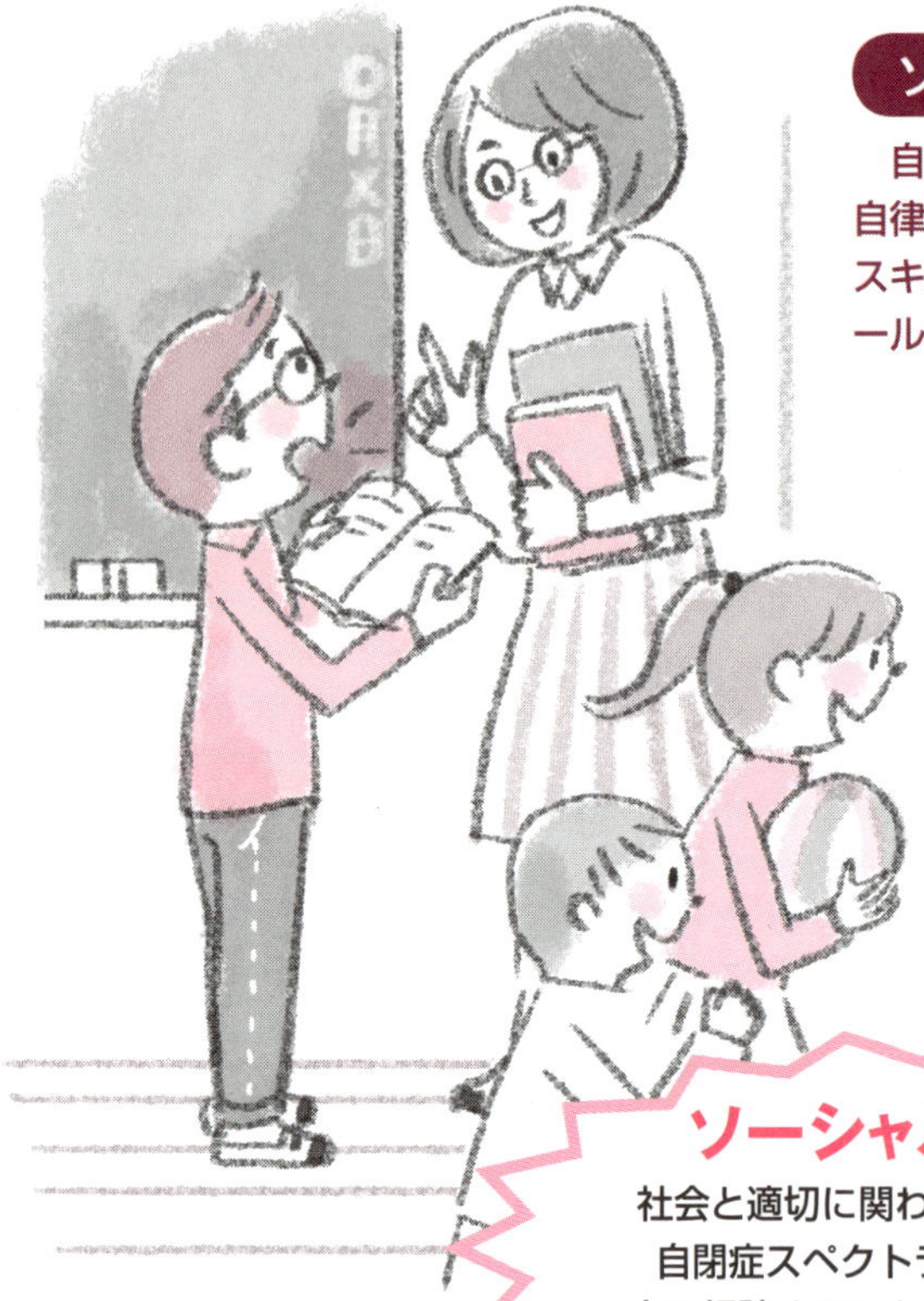

ソーシャルスキルとは

自分を知り、コントロールする自律スキルに対して、ソーシャルスキルは、社会を知り、社会のルールを守るスキルです。

学校でわからないことがあったら、休み時間に先生に聞く。ソーシャルスキルを使って、社会にうまく頼る

ソーシャルスキル

社会と適切に関わるためのスキル。自閉症スペクトラムの子の場合、人に相談すること、社会のルールを守ることが重要

協調性ではなく一定の社会性

本書ではソーシャルスキルを、社会性として解説しています。社会性であって、協調性や共感性ではないことがポイントです。

自閉症スペクトラムの子は、相手に合わせる協調性や、相手の気持ちを読みとる共感性を発揮するのは苦手です。

しかし、一定の社会性を発揮することは、じつは難しくありません。社会常識をルールにして明確に示すと、それを守ることは、むしろ得意なのです。

ルールの設定や説明には多少の手間がかかりますが、保護者がその点を支援すれば、社会性は十分に育っていきます。

自律スキルとして洗濯物のとりこみを覚えたら、それを家庭のルールのなかで実践。2つのスキルは連動している

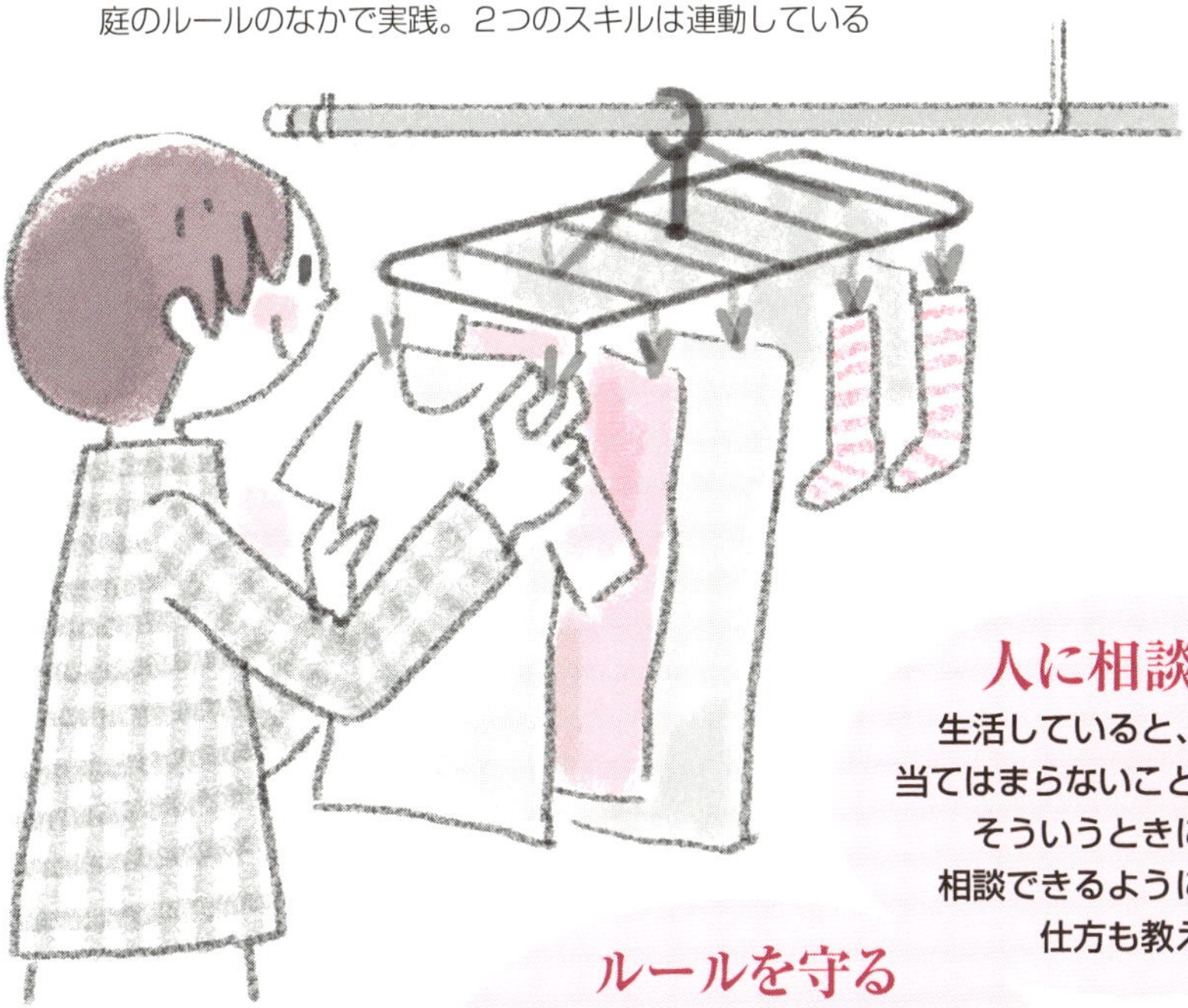

一定のルールで行動する

社会のしくみを一定のルールにして、教えていきましょう。自閉症スペクトラムの子は、ルールがあれば理解できます。それでも判断に悩むことは、人に相談するように、習慣づけていきます。

人に相談する ○

生活していると、ルールに当てはまらないことも出てくる。そういうときには人に相談できるように、相談の仕方も教える

ルールを守る

家庭の決まりごと、学校生活でのマナーなどを、一定のルールにして示す。子どもの理解しやすい形式で伝えるとよい

人に合わせる ×

とくに基準をつくらず、その都度、まわりの人に合わせようとしていると、うまくいかない。場の状況を読みとるのは苦手

自分だけのルールで動く

自閉症スペクトラムの子は自分だけのルールをつくって活動しがちだが、それでは社会性のあるルールにはならない

ルールの調整や変更はなるべくさける

自閉症スペクトラムの子は、臨機応変に行動することが苦手です。その点を補うために、社会性をルール化するわけです。

ですから、ルールを弾力的に運用することはさけてください。多少の不便があっても、ルールを一定にすることに意味があります。ルールを変更する必要が出たら、その理由を説明し、子どもが納得できるようにしましょう。

スキルを身につける

トップダウン式育児で、できることを優先

二つのスキルを身につけるためには、まず子どもがいまできていることに目を向けましょう。それを優先的に、中心的に考えて、スキルを育てていきます。

トップダウン式とボトムアップ式

子どものできることに目を向け、その保障からはじめる「トップダウン式育児」と、子どものできないことに目を向け、その向上をめざす「ボトムアップ式育児」があります。自閉症スペクトラムの子に合うのは、トップダウン式です。

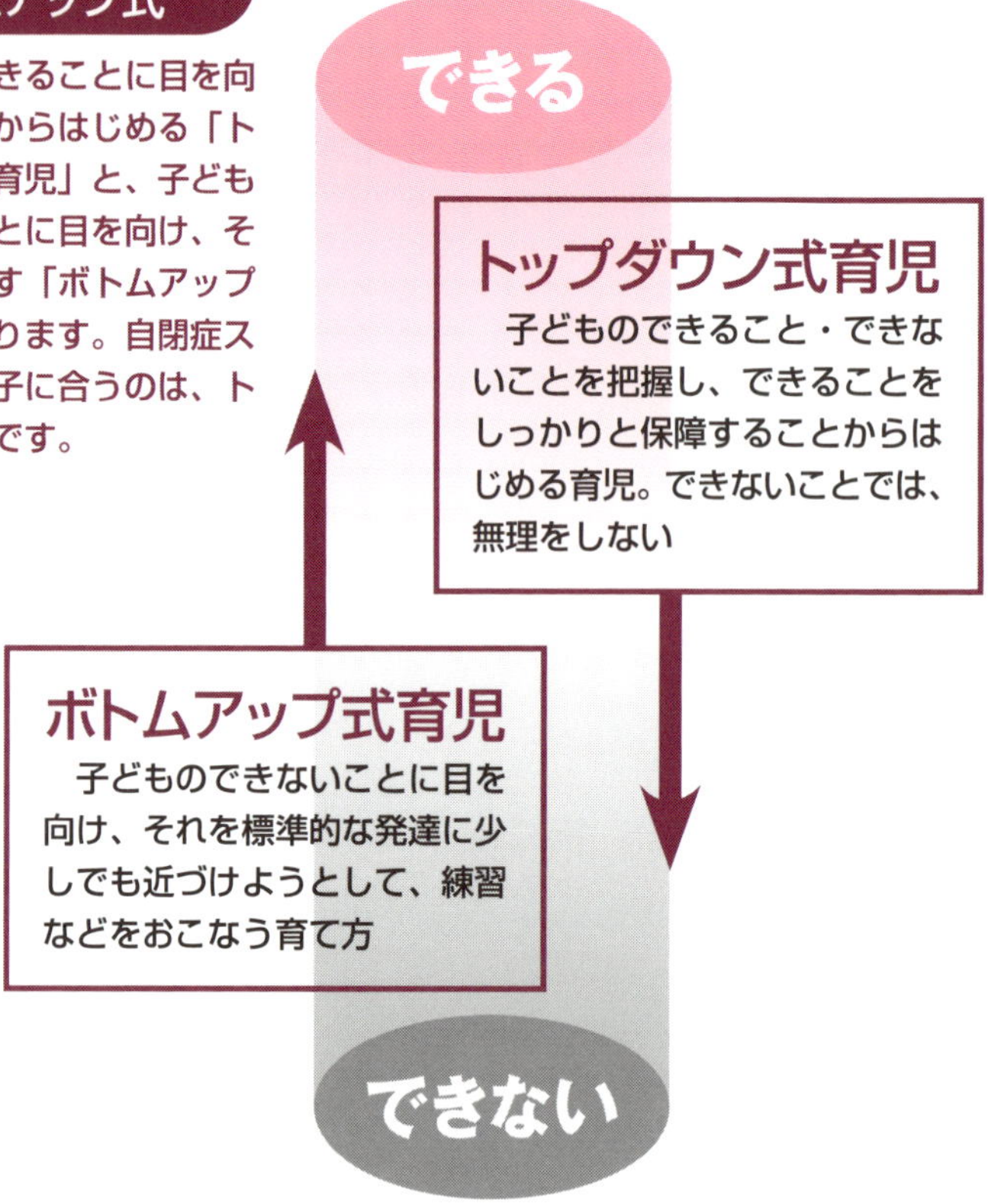

できる
トップダウン式育児
子どものできること・できないことを把握し、できることをしっかりと保障することからはじめる育児。できないことでは、無理をしない
ボトムアップ式育児
子どものできないことに目を向け、それを標準的な発達に少しでも近づけようとして、練習などをおこなう育て方
できない

できることを中心にして見通しを立てる

自閉症スペクトラムの特徴があるとわかっていても、保護者は子どもの目標を高く設定しがちです。苦手なことでも、支援をすればできそうだと期待をかけるのです。

しかし、そのようにボトムアップ式に育てても、なかなか効果は出ません。スキルが伸びず、目標が達成できなくて、子ども本人もまわりの人も落胆します。

それよりも、いまできていることを中心にして、先の見通しを立てましょう。できることから考えていけば、達成可能な目標が設定できます。できることを保障し、できないことは補完して、スキルを身につけていくのです。

幼少期からトップダウン式に

わが子に自閉症スペクトラムがあると言われても納得できず、ボトムアップ式で発達をうながそうとする人もいます。しかし、そのやり方では子どもに負担がかかり、また効果も期待できません。できるかぎり早く、トップダウン式に切り替えましょう。

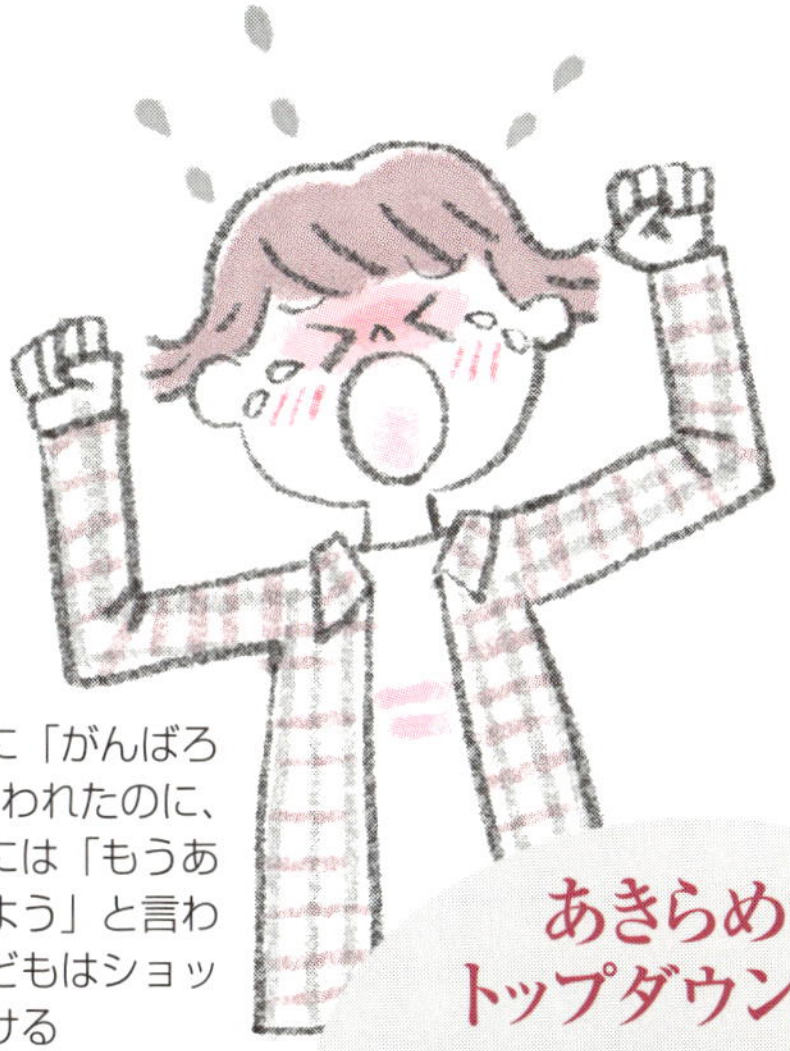

幼少期に「がんばろう」と言われたのに、思春期には「もうあきらめよう」と言われ、子どもはショックを受ける

ボトムアップ式で成長をうながす

自閉症スペクトラムがあっても、幼少期にはやり方しだいでもっと発達すると考え、子どもの苦手なことでもまずは練習させる

✕

あきらめてトップダウン式に

どれだけ支援や工夫をしても、苦手なことは苦手だとわかってくる。ようやくトップダウン式になるが、親子ともに傷ついている

思春期以降 ← **幼少期**

最初からトップダウン式

早い時期から自閉症スペクトラムの特徴を理解し、できることの保障を心がける。専門家から長期的な見通しを聞いておく

○

見通しにそって成長していく

親子ともに、できること・できないことへの理解が深まる。また、当初の見通しにそって成長していくので、傷つくことがない

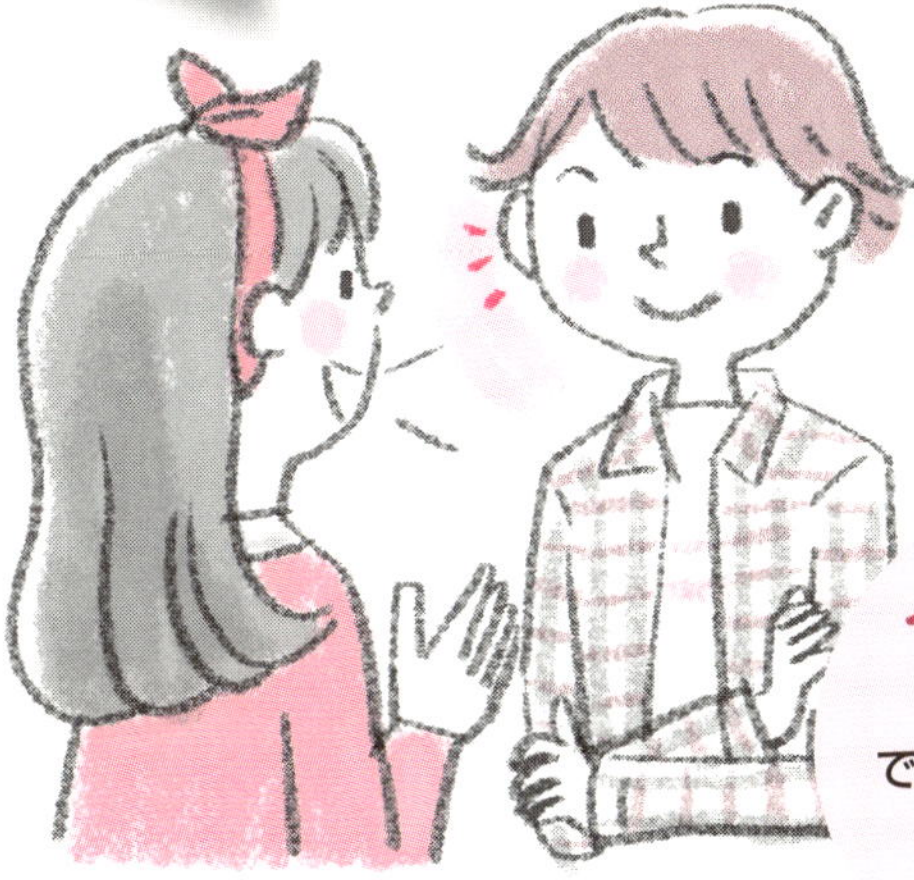

臨機応変な会話は苦手なので無理には練習せず、決まった場面で決まった言葉を言うことを練習。思春期までに期待通りに成長した

スキルを身につける

練習すること・休むことのバランスをとる

無理をしないトップダウン式の育児でも、スキルを身につけるためには、多少の練習は必要です。ただし、練習が特訓にならないよう、適度に休養を入れましょう。

練習のペースは保護者がコントロールする

スキル習得の方法を、大きく二つに分けることができます。

ひとつは子どもが課題の練習をすること。一度ではうまくいかなくても、工夫したり、反省したりしながら、じっくりと課題に向き合います。達成しやすい目標でも、練習は欠かせません。

そしてもうひとつの方法は、保護者が課題のハードルを下げることです。休憩を入れたり、目標そのものを調整したりして、成功しやすい状況をつくります。

二つの方法のうち、不足しやすいのは、ハードルを下げること。子ども本人よりもまわりの人に努力が必要です。

さまざまな課題がある

トップダウン式の育児では、子どもが達成できそうな目標を設定します。しかしそれでも課題にとりくむときには練習が必要です。また、達成できそうでも、やってみると難しいということもあります。

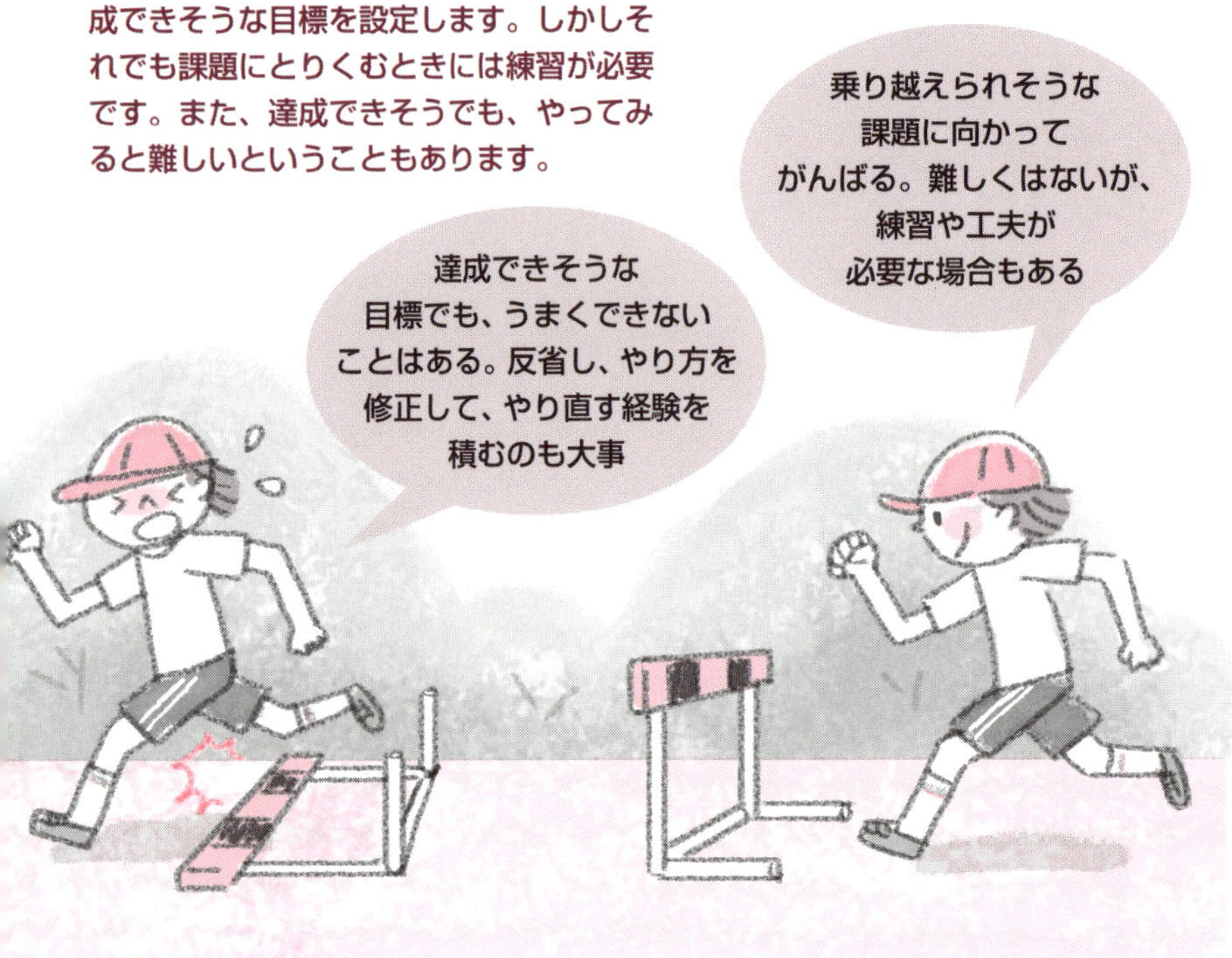
乗り越えられそうな課題に向かってがんばる。難しくはないが、練習や工夫が必要な場合もある
達成できそうな目標でも、うまくできないことはある。反省し、やり方を修正して、やり直す経験を積むのも大事

子どもがいま乗り越えられそうなハードルを用意する

練習と休憩をバランスよく

できることを中心にして、適度な目標を設定していても、子どもの状態によっては失敗が増えてくるときがあります。課題にとりくむことと休憩をとることのバランスを、しっかりとみていきましょう。

練習する

スキルを身につけるためには練習が必要。ただし失敗をくり返すような特訓にならないよう、適度に休ませたい

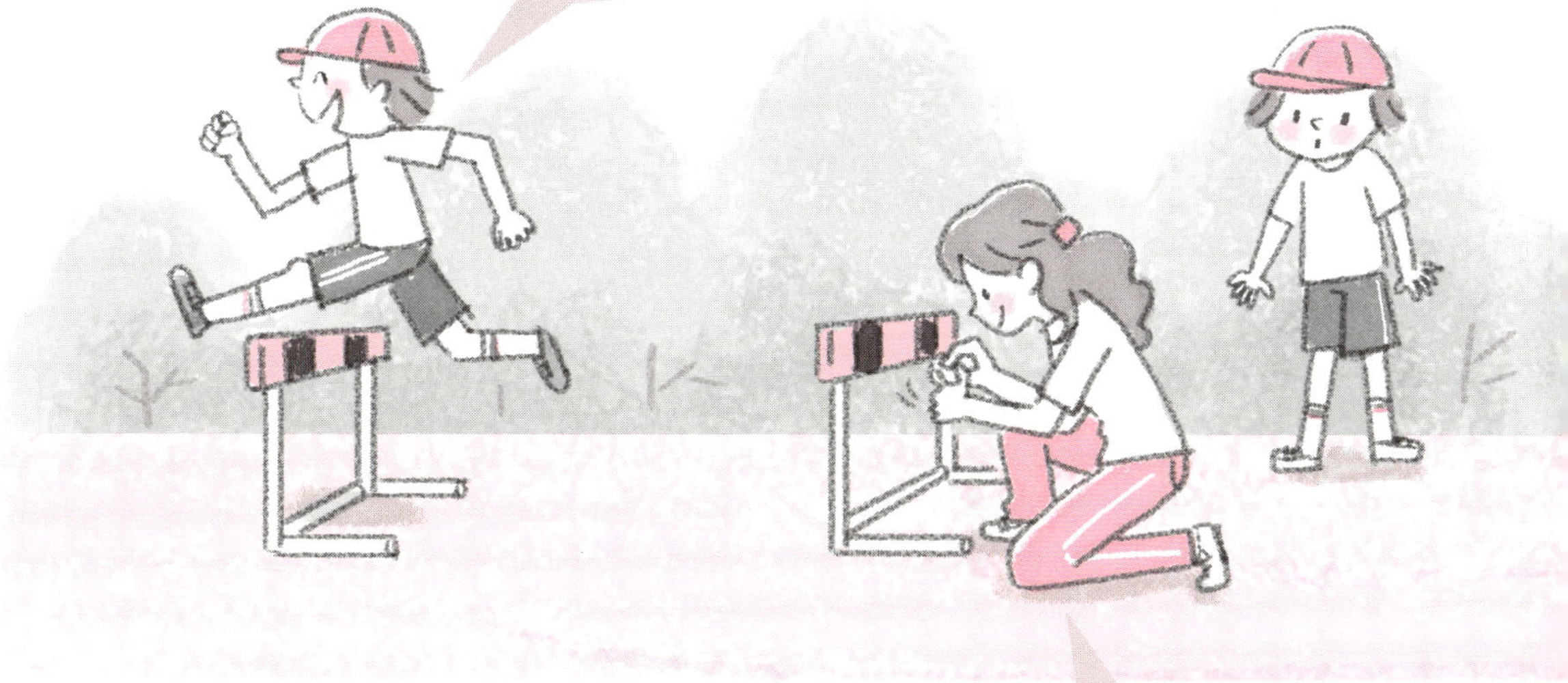

調整する

やり方を変えたり、やり直したりしてもうまくいかないときは、課題設定が間違っている。保護者が課題を調整する

休む

適度な課題でも、疲れていたり、調子がよくなかったりすると、失敗しやすくなる。そのときは休憩を入れる

自閉症スペクトラムの子は、体調の変化に鈍感な傾向がある。疲れやストレスがたまってきていても本人は気づかず、がんばり続けたりする。本人が大丈夫だと言っても、まわりが配慮して休ませたほうがよい。

幼少期のポイント1

幼少期は保護的な環境で自信をつける

子どもがまだ小さいうちは、課題にとりくむ意欲が弱いので、やさしい目標を設定しましょう。子どもが失敗しにくい、保護的な環境を用意します。

よくない対応

失敗しても放っておく

子どもが失敗をくり返しているときに、保護者が「それも経験のうち」と考え、そのままにしておくのは、よくありません。失敗体験が積み重なり、子どもの意欲が失われていきます。

失敗から学ばせる

子どもがうまくできずに苦しんでいるのに、保護者がそれを学びの機会と考えている。本人が自力で克服することを求める

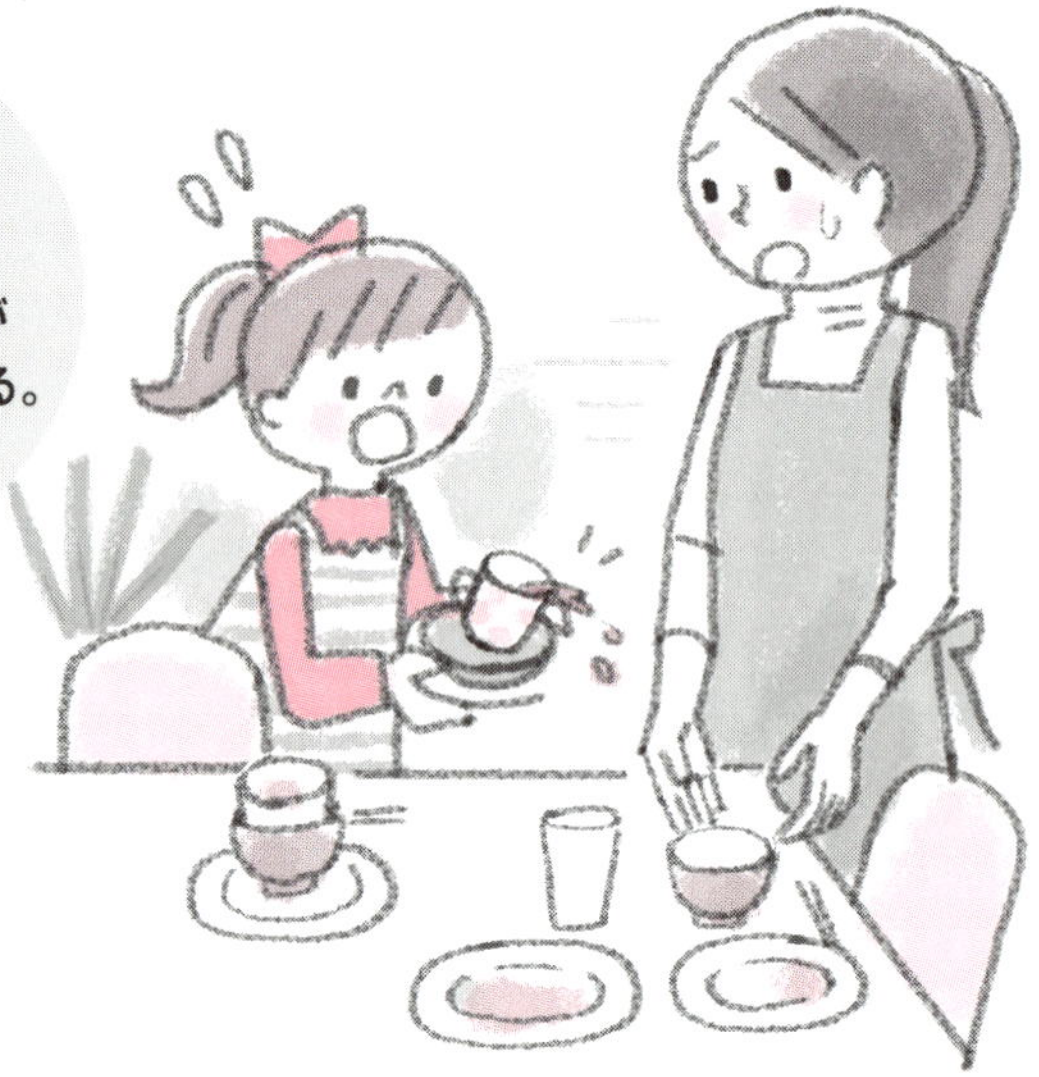

子どもが食器を片付けることに何度も失敗しているのに、手助けをしない。本人が工夫するのを待っている

子どもの成功を保護したい

自閉症スペクトラムの子の場合、幼少期にはまだ社会への関心が薄く、社会性をもって行動する意欲も弱い傾向があります。

定型発達の子に比べて、その点の発達が遅く、意欲をもって活動するようになるのは、だいたい小学校高学年くらいです。

幼少期の子どもに課題を設定するときには、そのことを考慮してください。課題に意欲をもつことはまだ難しいので、本人の努力は求めないほうがよいでしょう。

それよりも、成功しやすい環境を整え、自然に課題を達成できるようにして、意欲を育むことをめざしてください。

よい対応

成功体験を守る

保護的な環境というのは、子どもの成功体験を守る環境のことです。課題は維持しながら、それが成功しやすく、失敗しにくい環境をつくります。

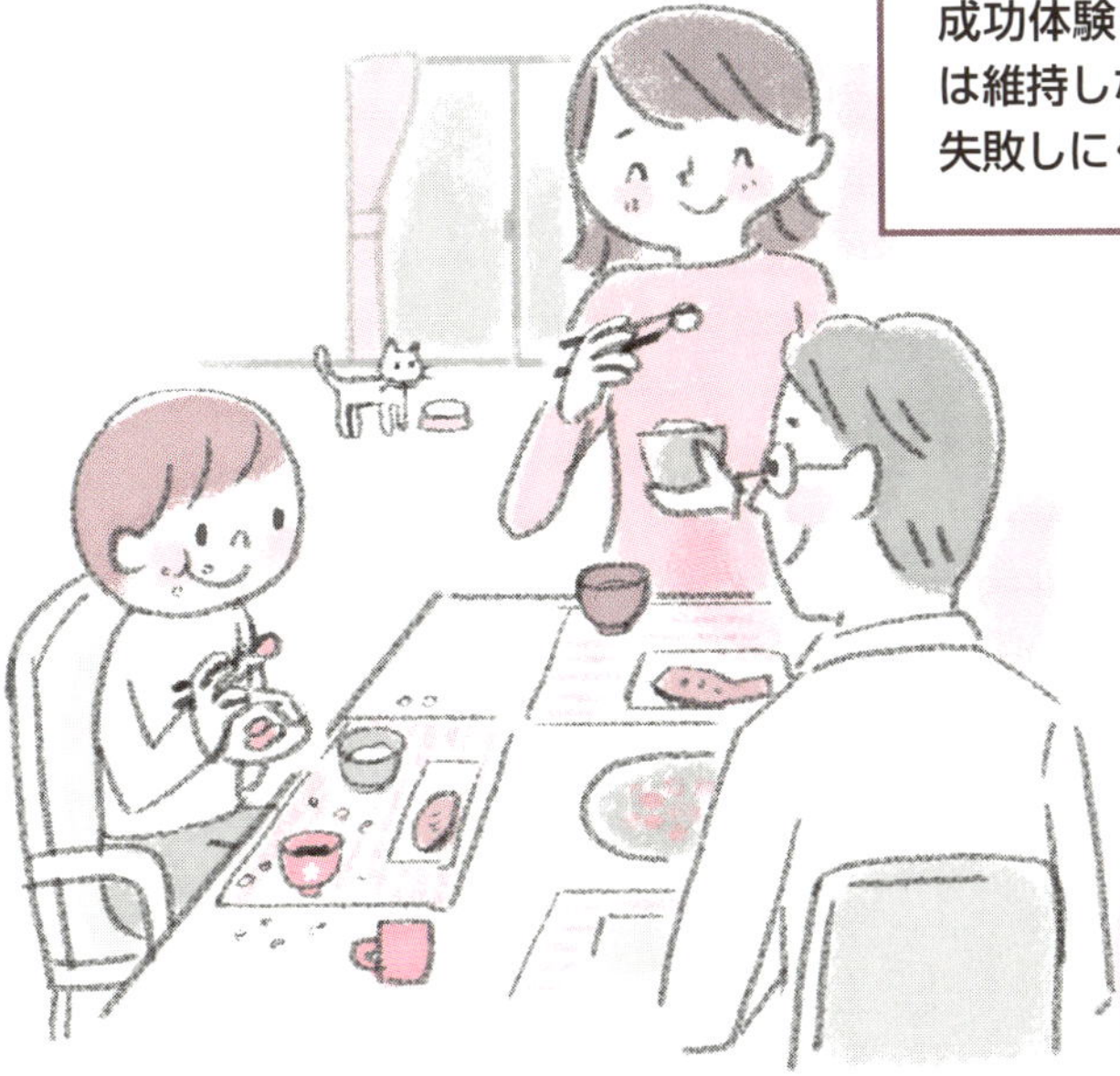

「食事を残さず食べる」という課題にとりくむなら、こぼしたりよそみをしたりしても、気にしない

やさしい課題にする

子どもに身につけてほしいことを列挙してみる。そのなかで、すでにできつつあることをひとつだけ選び、課題とする

失敗に目をつぶる

課題がうまくできなかったり、課題以外のところで失敗したりしていても、それをことさらに注意しない

ケース紹介

お菓子をしまって失敗を防いだ

失敗しにくい環境づくりに成功した例を紹介しましょう。

食事に集中できず、しょっちゅう食べこぼしている子がいました。食べる時間も極端に長く、食事が悩みの種でした。

母親が専門家に相談したところ、その家庭の食卓には情報が多すぎることがわかりました。テーブルにはお菓子やリモコンなどが置いてあり、子どもの意識がそちらに向きやすかったのです。

不要なものをしまい、テレビも切って食事をしたところ、食べる時間が短くなっていきました。

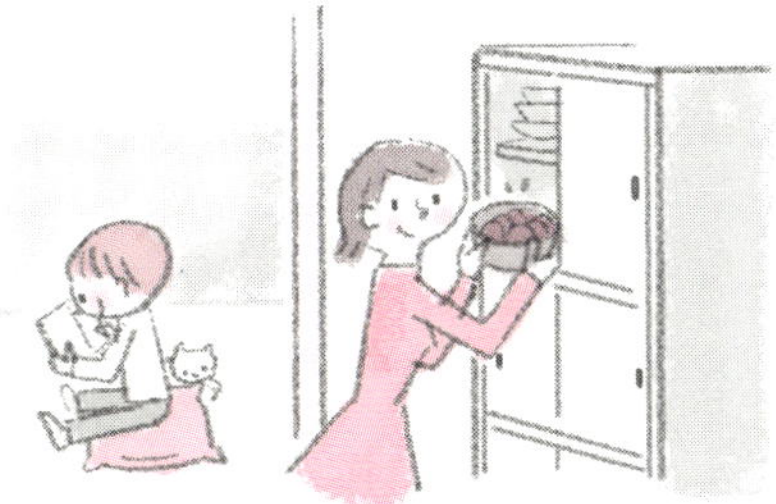

すぐには食べないお菓子は、すべて棚にしまった

幼少期のポイント2

こだわりを「役立つこだわり」として残す

これまでに解説したとおり、こだわりは形を変えて発達していきます。生活に役立つ形でいかしていければ、それもひとつのスキルになります。

「変える」というより「残す」に近い

こだわりが強いということが生涯変わらないのであれば、それをよい形でいかしたいものです。役立ちそうなこだわりは、生活にとり入れていきましょう。

実際によくあるのが、几帳面なところをいかして、整理整頓を手伝ってもらう例です。衣服や食器のように、誰かが整理しなければいけないものの管理を、子どもに少しずつまかせていくのです。

こだわりをいかすときのポイントは、保護者にとって望ましい形に「変える」というより、役立ちそうなものを「残す」という感覚でとりくむこと。変えようとすると、うまくいきません。

よくない対応

学習のきっかけにする

こだわりに力があるのは確かですが、それをもとにして、学習や成長をうながすのはさけましょう。いまよりも高い能力を求め、子どもを苦しめてしまいます。

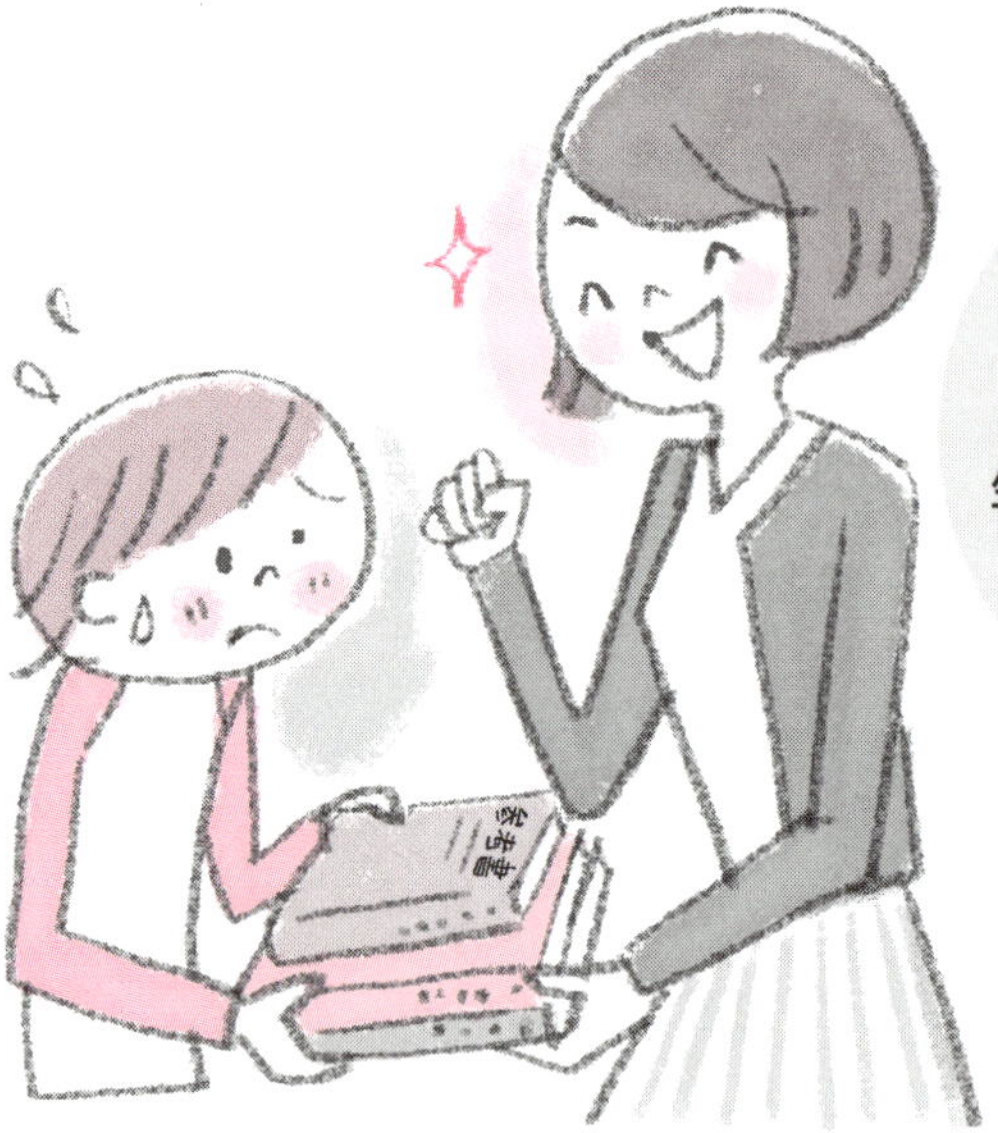

スキルアップをめざす

保護者の望みに、こだわりを利用しようとする。勉強や生活習慣などにこだわりを関連づけ、誘導的にスキルアップを求めると、子どもに負担がかかる

記憶力が強い子だからといって、受験勉強をがんばらせようとするのはよくない

よい対応

役立つこだわりを残す

こだわりをもとにしてスキルを広げるのではなく、いまあるこだわりのなかで、生活に役立てられそうなものを残すようにして、スキルをつくっていきましょう。

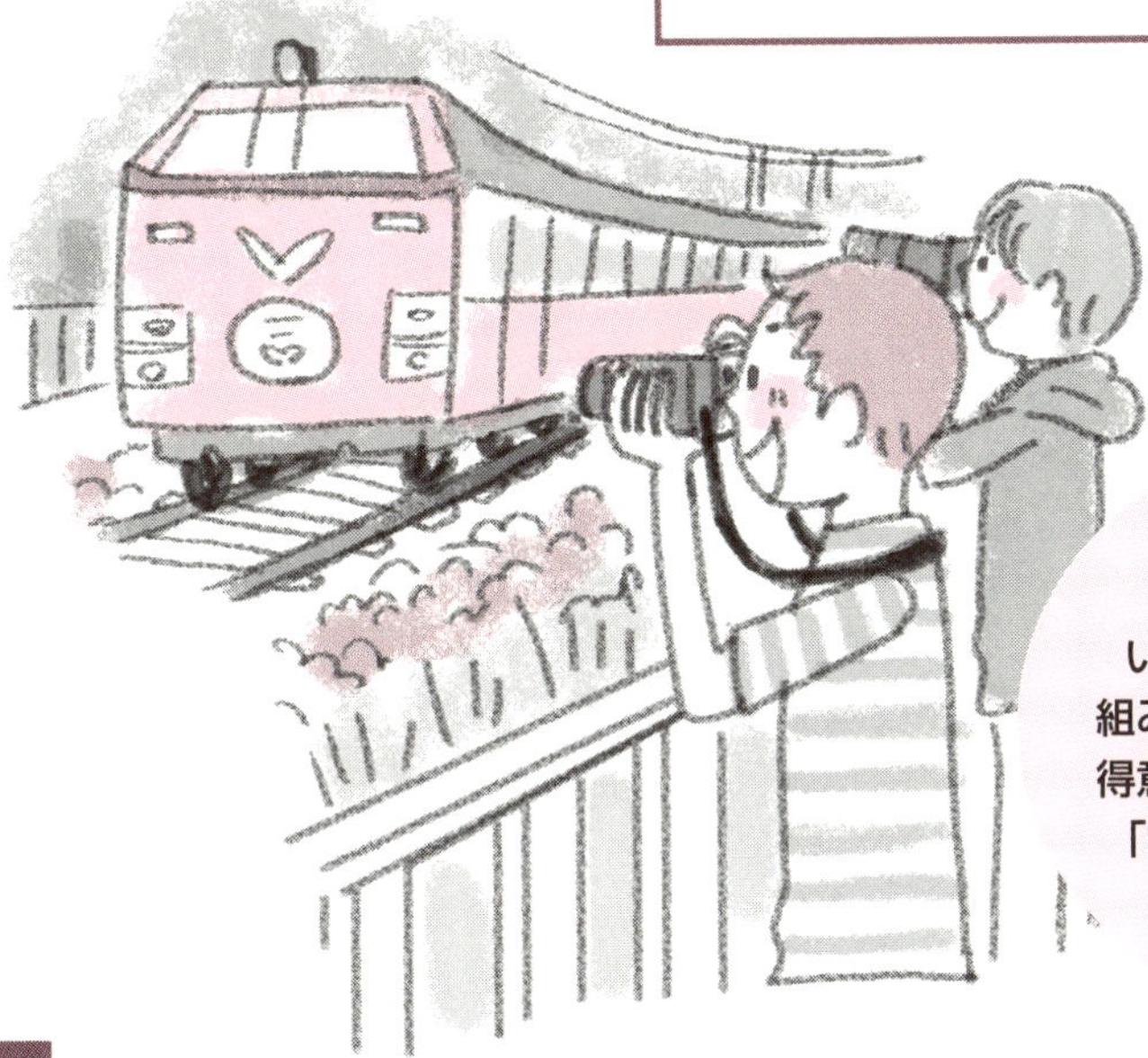

電車の図鑑をみることがほどよい趣味になり、それを通じて友達ができる子もいる

こだわりを理解する

子どもの様子をよく観察し、どのようなこだわりをもっているか、理解していく。こだわりの変化にも注目する

役立つ形で残していく

いまあるこだわりを生活に組みこむ。「道具をしまうのが得意」な子には続けてもらい、「電車の図鑑が好き」なら、それをリラックスのための日課にする

ケース紹介

置き場所へのこだわりを活用

ものの置き場所にこだわりがある子がいました。自分なりのルールを勝手につくり、道具を一定の場所に置きたがるのです。

その家庭では、子どもの決めた場所のなかで生活の支障にならないものは、ほかの家族も同じように守ることにしました。家族全員にとって、道具を管理しやすい環境ができたのです。

確認好きの子をチェック係に

ドアや窓の施錠を気にすることがこだわりになっていた子は、家族で出かけるまえのチェック係に任命されました。

ただし、何度も確認しすぎると生活がままならないので、「全員で出かけるときに」「二回まで」チェックするというルールをつくりました。生活に役立つよう、こだわりを調整したよい例です。

幼少期のポイント3

幼い頃から「合意」のとり方を練習する

日頃から家族でよくコミュニケーションをとり、合意をつくる習慣をつけると、自律スキルとソーシャルスキルは伸びやすくなります。

よくない対応

一方的なやりとり

家族の間のやりとりが、どちらか一方からの要求になっている場合には、スキルがなかなか育ちません。

具体的でわかりやすい言葉だとしても、一方的に指示していては、子どものストレスになる

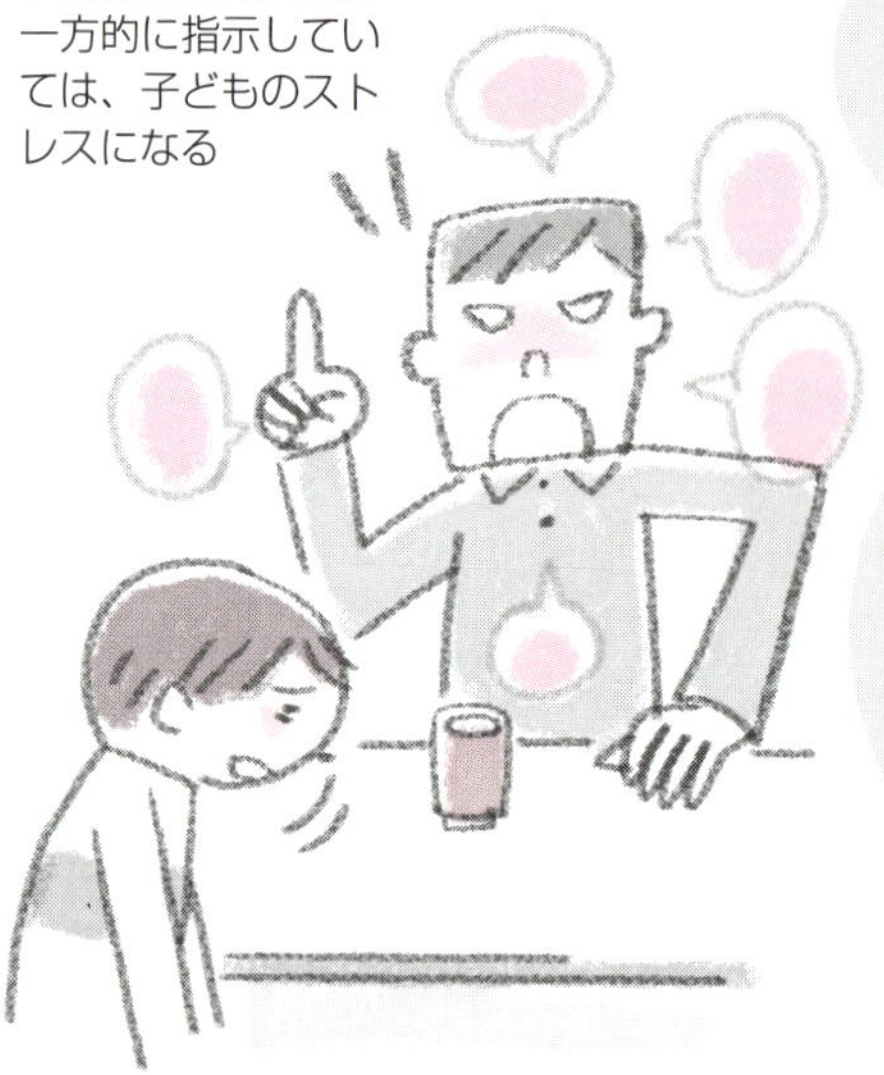

すべて命令

保護者が子どもに必要なことを決め、一方的に命令する。指示がわかりやすければ子どもはよく従うが、ストレスをため、やがて情緒的に不安定になる

すべて子どもの自由

保護者は指示を出さず、子どもの判断にまかせる。うまくいくこともあるが、問題が起こると保護者が制限をかけるため、一貫性がなくなり、子どもは混乱する

合意をつくることで信頼関係ができる

自閉症スペクトラムの子にとって理解しやすい枠組みをつくることを、「構造化」と呼びます。

構造化は、保護者から子どもへの提案です。子どもが理解できなかったり、嫌がったりしたら、他の示し方や方法を考える必要があります。構造化しても、それが子どもへの押しつけになっては、意味がないのです。

構造化を通じて、家族で合意をつくる経験を積みましょう。そうしているうちに、子どもは「ママ（パパ）はいい提案をしてくれる」などと考えはじめます。深い信頼関係ができるのです。これも、構造化のねらいです。

よい対応

提案して合意する

指示をするのでも、本人まかせにするのでもなく、コミュニケーションをとりましょう。子どもへ「こうしてみたらどうか」と提案し、子どもが同意したら、それを活動の規範とするのです。子どもからの要求でも同様に、合意をとるようにします。

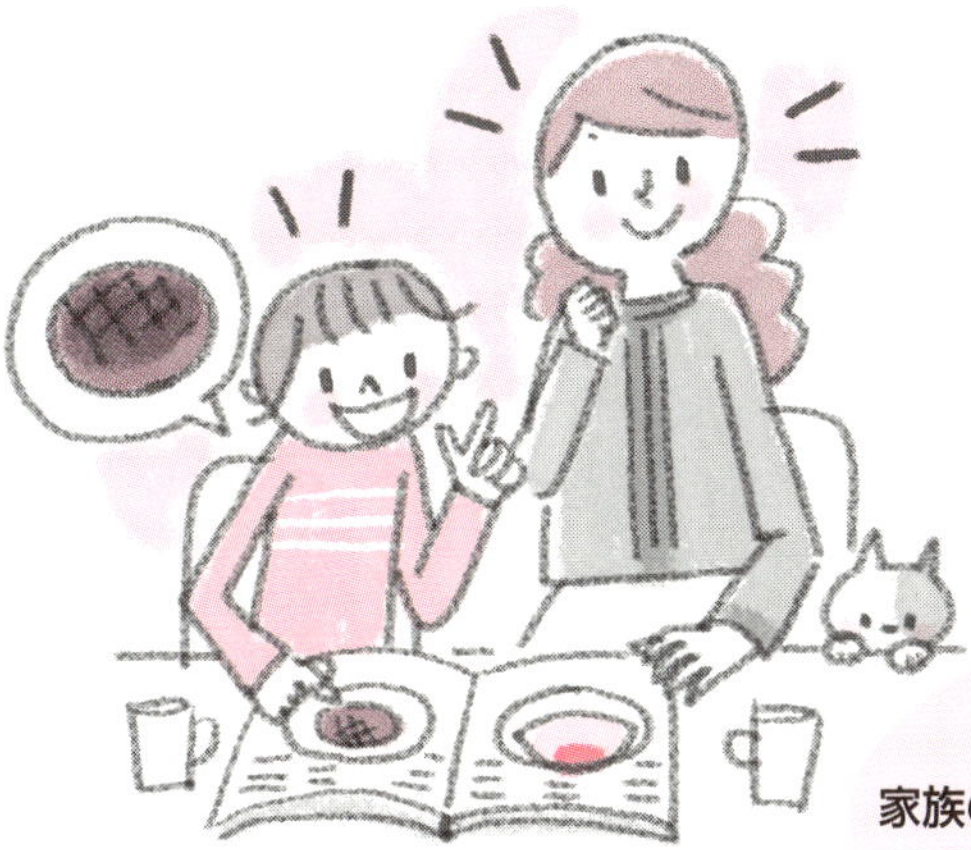

食事のメニューを考えるような、なにげないやりとりでも、合意をとる練習ができる

提案
絵や写真など子どもが理解しやすいものを使って、わかりやすく提案する

同意
子どもが提案を理解して、その方法で活動したら、同意と考える

反対
子どもが提案に興味を示さなかったり、拒否したりしたら、別の方法を考える

合意
家族の間で合意が形成される。この手順を、すべての作業の基本パターンにする

ケース紹介

遊びのなかで合意をつくってみた

子どもを遊びに誘うとき、合意形成の練習をした例があります。

親は子どもに遊び道具をみせて声をかけ、遊びの種類を提案しました。目的は議論ではなく合意形成なので、子どもがやる気になる遊びを選びました。やがてその子は、遊び以外でも親からの提案に関心を示すようになりました。

「専門用語」解説コラム

●構造化

あいまいなものごとを整理し、枠組みをつくることです。心理学や精神医学の用語で、たとえば一定の形式でおこなわれる面接を「構造化面接」といいます。

自閉症スペクトラムの子のために、視覚的情報などを使ってわかりやすく提案することも「構造化された提案」といえます。

幼少期のポイント4

人に報告・相談する習慣をつける

幼少期から「人に話すとうまくいった」という経験を積み重ねていくと、報告や相談がスキルとして身につきます。

よくない対応

子どもひとりで作業させる

子どもが一定の作業をできるようになってきたとき、その子の自立をうながそうとして、保護者が子どもからのヘルプのサインを受け流していると、報告や相談の習慣がなかなか定着しません。

報告や相談を求めない

保護者が作業の完了を優先し、コミュニケーションを軽視している。報告を求めず、相談されても、子どもに自分で解決させようとする

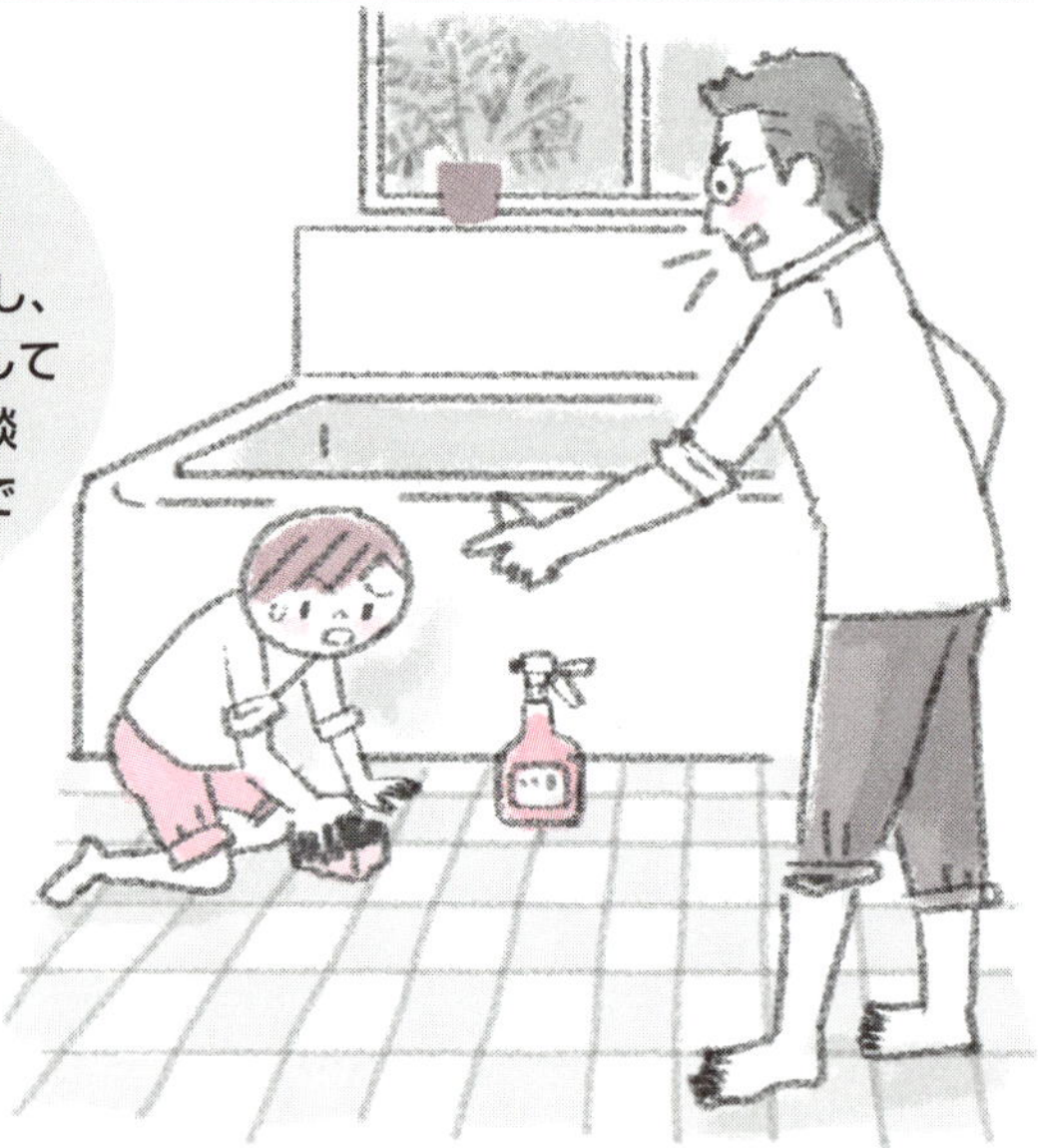

風呂掃除で子どもが「わからない」「もう嫌だ」と泣いても、「そのくらいできるよ」などと答える。子どもは相談への意欲を失っていく

人と話してうまくいった経験が必要

大人でも「報告・連絡・相談」の習慣をつけるのは難しいと言われます。しかし自閉症スペクトラムの子は、幼少期から「人に話してうまくいった」という経験を積むことで、報告や相談などをスキルとして習得していけます。

保護者は、子どもが困って相談してきたら、必ず応じましょう。その子の課題が達成されるように、手助けをします。すると、子どもに「相談したほうがいい」という意識が芽生えます。

最初は少し意識するだけですが、その芽生えが、将来につながっていきます。人に相談する意欲が、少しずつ育っていくのです。

よい対応

家族でいっしょにとりくむ

子どもがうまくできるようになった活動でも、幼少期は保護者が見守るようにしましょう。子どもからの報告や相談には、必ず応じるようにします。

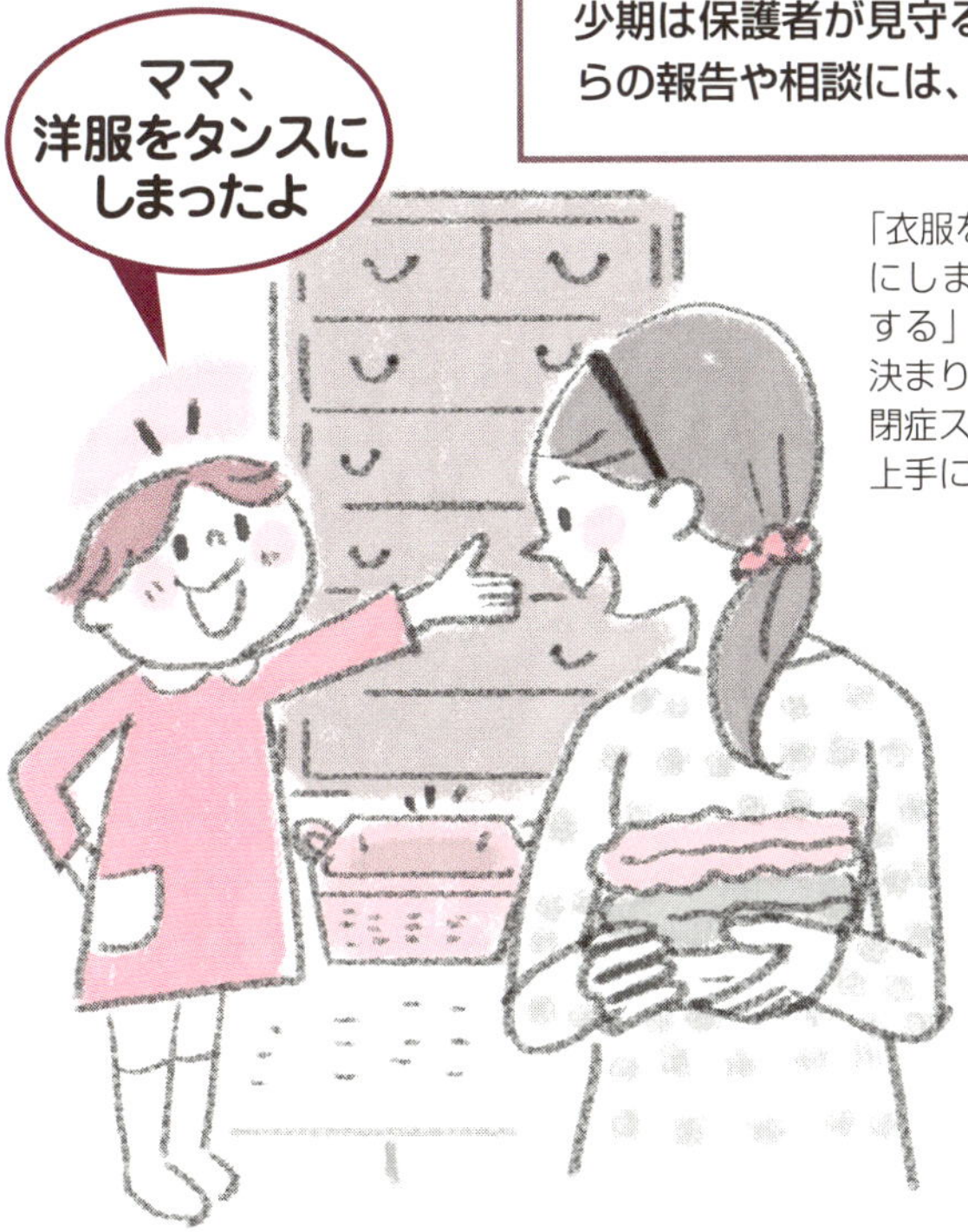

「衣服をたたむ」「タンスにしまう」「ママに報告する」を一連の手順に。決まりにしておけば、自閉症スペクトラムの子は上手に報告できる

報告を手順に組みこむ

子どもに手順などを示すとき、最後に保護者へ報告することを組みこんでおく。共同作業という認識をもたせる

相談には必ず応じる

子どもからの相談には必ず応じる。言葉での相談以外に、作業が止まったり、困ったりしていたら助け舟を出す

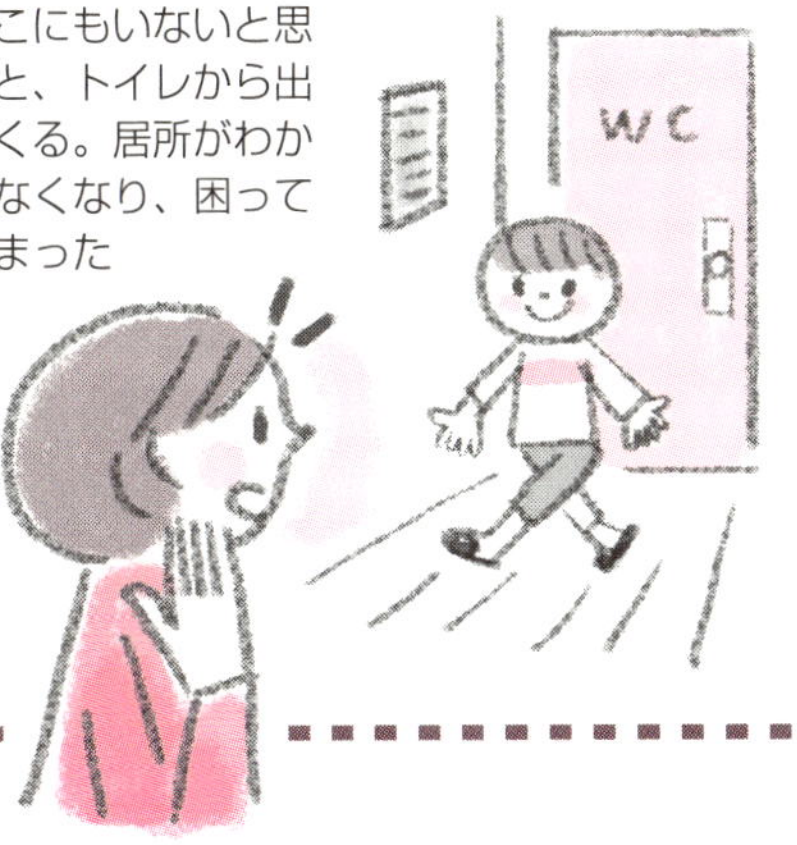

どこにもいないと思うと、トイレから出てくる。居所がわからなくなり、困ってしまった

ケース紹介

「黙ってトイレ」が習慣になってしまった

ある子どもは、親からトイレの手順をわかりやすく教えてもらいました。尿意を感じたら、手順通りに用を足せばよいので、作業は比較的早く身につきました。

ところが、そこで「黙って作業をする」習慣がついた結果、なんでも親に相談せず活動するようになっていったのです。出かけるときにも相談がないため、親は心配で仕方がありません。

そこで専門家の助言を聞き、他の活動を通じて、報告や相談の習慣をつけていきました。

思春期のポイント1

思春期以降は本人主体でチャレンジする

幼少期と思春期では、子どものできることは変わってきます。支援の仕方も、少しずつ変えていきましょう。

よくない対応

子離れできない

子どもが思春期を迎え、自主的に動けるようになってきているのに、保護者が対応を変えられないという例が、しばしばみられます。関係が安定しているために、保護者がなかなか子離れできないのです。

保護者が試行錯誤する

子どもの考えを聞いたりせず、つねに保護者が試行錯誤をしている

手を貸しすぎる

提案が早すぎたり多すぎたりして、子どもが受け身の姿勢になっている

子どもを止めてしまう

子どもが自分で動きたがっても、保護者がよりよい行動を指示している

本人が支援を得ながら試行錯誤する

子どもの自己形成が進むと、少しずつまわりに意識が向きはじめます。その頃が、「物心がつく」時期だといえます。定型発達の子は小学校低学年くらいで、自閉症スペクトラムの子は小学校高学年から中学生の、思春期の頃です。

思春期になると、自分にできること、保護者が支えてくれていることがわかってきて、自主的な活動への意欲が出てくるのです。

その頃には、本人主体の活動を増やしていきましょう。まだ失敗することもあるので、支援は続けてください。思春期には本人が「支援つきの試行錯誤」をくり返して成長していきます。

よい対応

たすけを求められるまで待つ

　子どもが自分でできること、やりたがることが増えてきたら、今度は子どもの提案に保護者が応えて、合意をつくっていきます。合意したら、子どもにある程度、作業をまかせ、たすけを求められるまではじっと待つようにします。

本人の希望を聞く

子どもの希望を聞き、生活にとり入れられそうなときは、同意する。そうでないときは別の方法を提案する

合意して本人にまかせる

同意できたときは、その通りにやらせてみる。失敗する可能性を考慮し、サポートの仕方を考えておく

SOSがあればサポート

子どもから相談されたり、支援を求められたりしたら、それに応える。それまでは待つことが重要

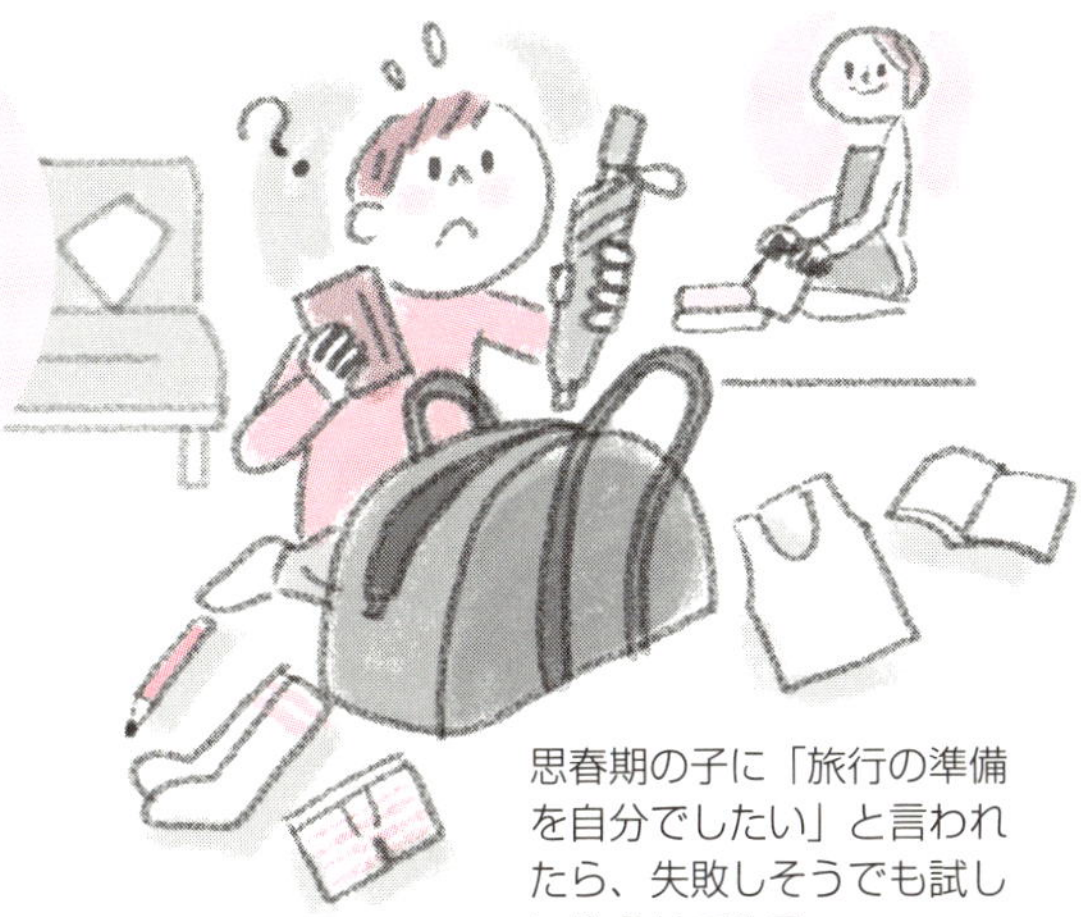

思春期の子に「旅行の準備を自分でしたい」と言われたら、失敗しそうでも試しにやらせてみる

ケース紹介

本人なりのスケジュール表

　母親から手順表や日程表をみせてもらい、行動の見通しを立てていた子が、自分でスケジュール表をつくれるようになったという例があります。

　幼少期に枠組みを通じて理解する習慣を積んだ結果、思春期になったとき、同じことを自主的にできるようになったのです。表をつくって人に配れれば、自分の希望を理解してもらいやすいということにも気づきました。

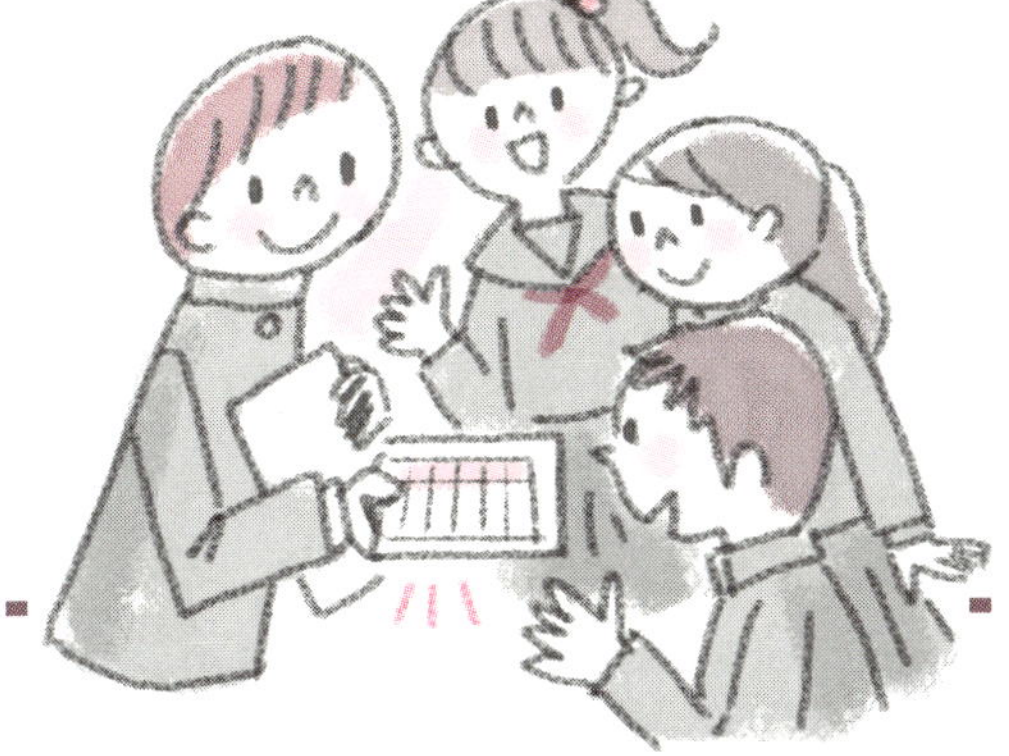

部活の予定表をつくって、メンバーに配れるようになった

思春期のポイント2

進路はやや楽な道を選ぶのがベスト

進路選びも、原則的には保護者が本人の試行錯誤を支援します。ただし、本人の能力よりもやや楽に思える道を選ぶほうがよいでしょう。

よくない対応

目標を高めに設定する

　進路選びのとき、保護者が子ども本人の能力よりも高めの目標を設定するのはよくありません。本人ががんばってもうまくいかず、失敗することが増え、自尊感情が低下することがあります。

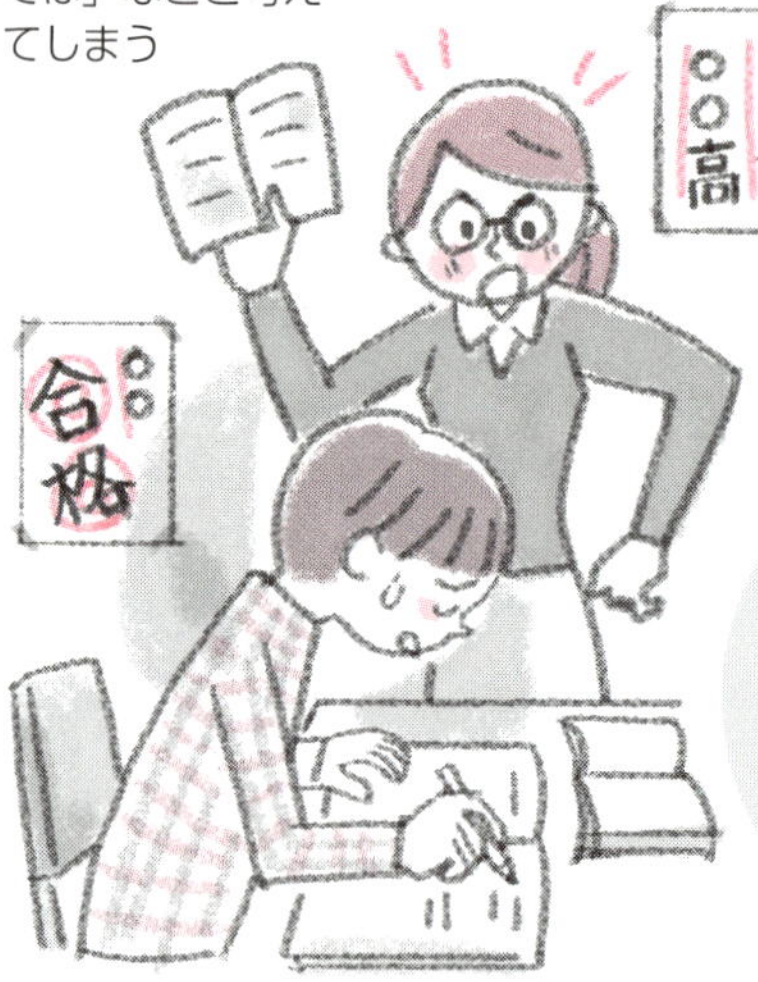

保護者が「もう少しがんばれば、この学校に行けるのでは」などと考えてしまう

保護者が高い目標を設定

進路相談の時期に、保護者が子どもの能力や希望に配慮せず、目標を本人の能力より高めに設定する

本人が失敗して苦しむ

目標設定が厳しいため、なかなか結果が出ない。本人は失敗することに苦しみ、自己否定的になっていく

苦手なことが目立たないほうがよい

　進路選びに正解はありません。本書は「やや楽な道」をすすめていますが、状況は個々に異なります。最終的には、それぞれに決断してください。

　やや楽な道がよいのは、そこでは苦手なことが目立たないからです。自閉症スペクトラムの子にはさまざまな特性があり、理解や支援が不足すれば、苦手なことが目立って失敗が増えます。

　そのような事態を防ぐ手立てとして、やや楽な道を選ぶことが有効なのです。ひとつの基準として、子どもの知的水準から想定される進路よりも、一段階楽な道を選ぶと、適応しやすいでしょう。

よい対応

やや楽な道を選ぶ

進路選択のときには、まず子ども本人の希望を聞きましょう。保護者は、本人が試行錯誤しながら進路を考えることに付き合います。本人が迷ったときには、やや楽な進路をすすめるとよいでしょう。

学校選びであれば、家族が候補を3校ほどにしぼりこんでから提案し、いっしょに見学したうえで、本人にどこがよいか考えるようにうながす

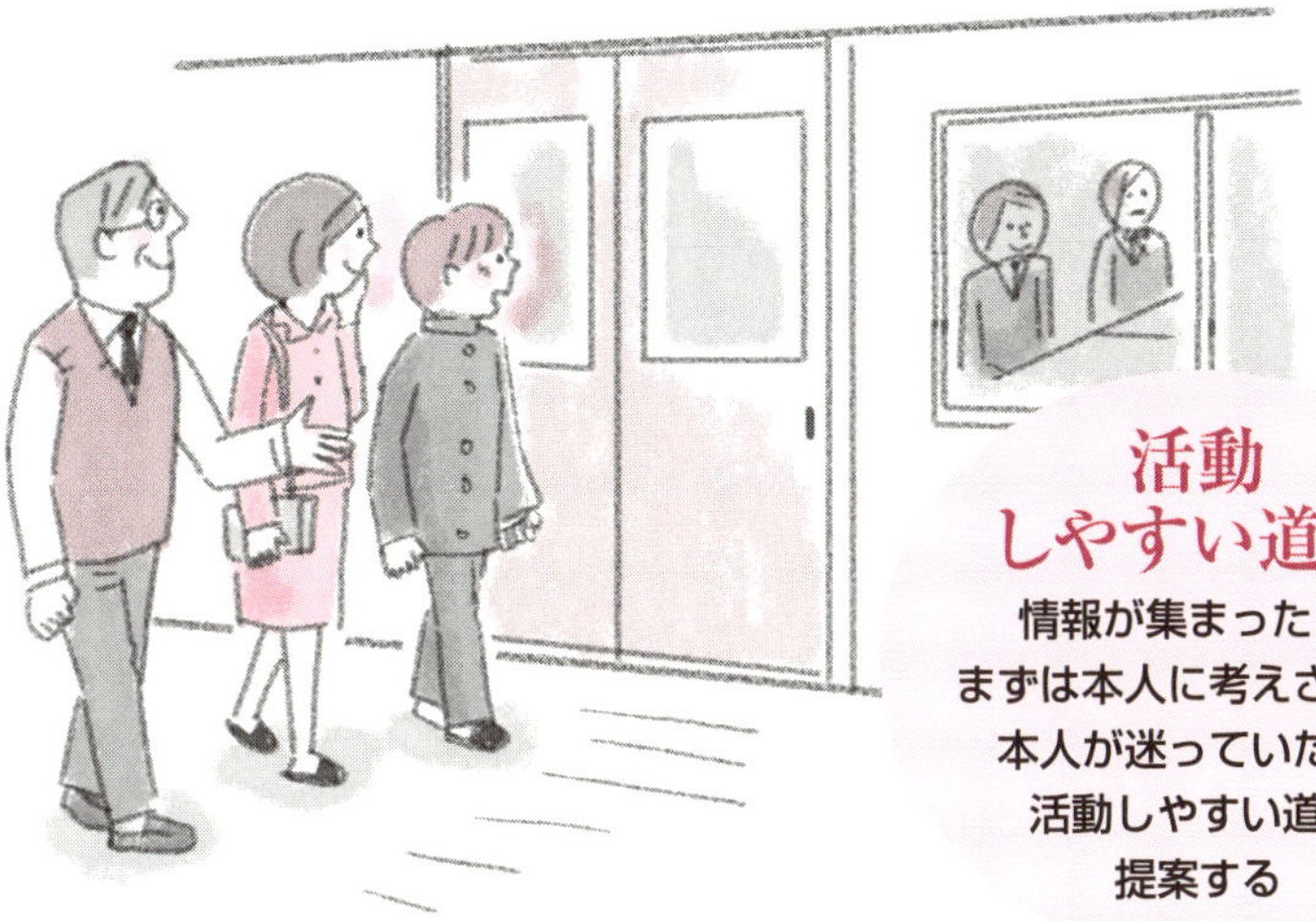

保護者も情報を集める

自閉症スペクトラムの子は興味の幅がせまく、進路選択が苦手な傾向がある。保護者も情報を集めて子どもに伝えるとよい

活動しやすい道へ

情報が集まったら、まずは本人に考えさせる。本人が迷っていたら、活動しやすい道を提案する

ケース紹介

支援を受けて順調に社会へ

自閉症スペクトラムの子で、知的能力が定型発達と知的障害の間にあたる「境界知能」でもある子は、とくに支援のない一般校に通うこともできます。

いっぽう、より安心な進路として特別支援学校を選び、障害者就労を検討する子もいます。支援を受け、やや楽に、順調に社会へ出ていく進路選択の例です。

遅刻が続いたことをきっかけに変更

中学に入り、授業の内容が理解できなくなって、遅刻や欠席が増え、それをきっかけに自閉症スペクトラムがわかった子がいます。

小学校時代から心配な様子はあったのですが、本人の希望もあり、通常学級へ通っていました。やや厳しい道を歩んだ結果、うまくいかなかったのです。その後、通級指導教室を利用して支援を受けはじめ、状態が安定しました。

成人期のポイント

学校と会社の違いを早くから意識する

成人期は思春期から引き続いて、本人が支援つきの試行錯誤をしていきます。ただし、学校と会社との違いを意識する必要があります。

よくない対応

自分に合わない会社へ

自分の得手不得手に合わない会社に入り、会社側の要求に合わせようとしすぎて、無理をしてしまう人がいます。それでも失敗し、叱責されたりして、傷つきます。

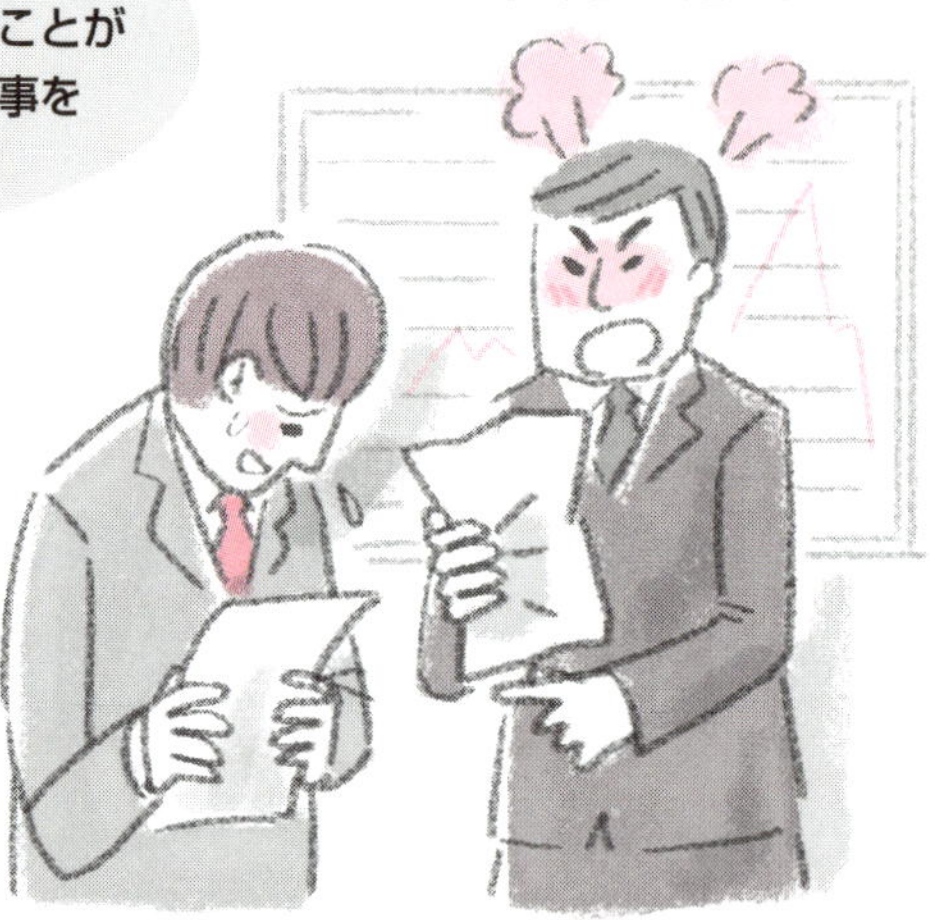

苦手な業務で失敗をくり返してしまい、上司に何度も叱られる。そのストレスで二次的な問題が起こる

仕事が合わない

対人関係の調整など、苦手なことが業務の中心になっている仕事を選んでしまい、苦しむ

無理にしがみつく

仕事が合っていないことに気づかず、無理をしてでも働き続けようとする

思春期から準備をはじめたい

思春期には、一定の支援のなかで、本人主体の試行錯誤をはじめます。成人期も基本的には同じです。ただし、思春期と成人期では、学校から会社へと、本人の生活環境が変化します。

進学のときにも、子ども本人に合った環境を選ぶことが大切ですが、仕事をはじめるときには、それがより重要になってきます。

会社では、さまざまな仕事が要求されます。そこで得意なことがいかせたり、苦手なことで無理しなくてすんだりするように、会社選びは慎重におこないましょう。思春期くらいから準備をはじめたいものです。

よい対応

学校との違いを理解する

学生は学校を利用する人で、会社員は会社で働く人です。そこに所属するという点では同じですが、求められることは違います。思春期くらいから、会社で求められることを意識し、自分の能力がいかせる仕事を探していきましょう。

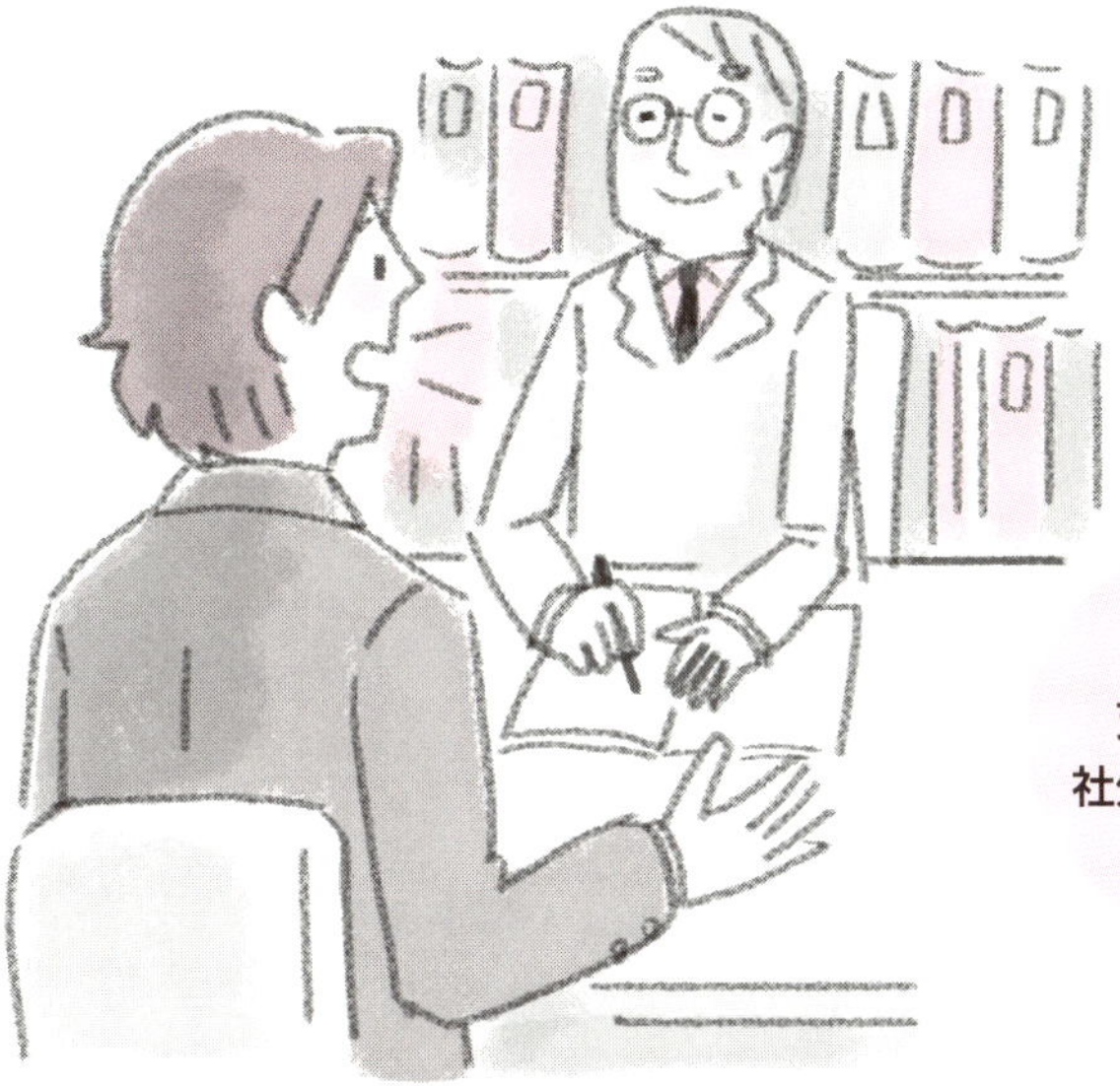

働いている人も休職中の人も、就労支援のことは障害者職業センターに相談できる

準備をはじめる

学校選びのとき以上に、相性のよいところを選ぶことが重要になる。思春期くらいから準備をはじめる

支援者を探す

社内にも保健スタッフなど支援をしてくれる人がいるが、社外にも支援者がいればより安心。支援機関（70ページ参照）に問い合わせる

ケース紹介

一般就労で対人関係に苦労した

知的能力の高い人が、大学を出て一般企業に就職した例では、入社後にコミュニケーション面のトラブルが起こり、働き続けられなくなることがありました。

生活面が支援を受けて安定していても、仕事となると、また別の負担がかかります。職場で支援が受けられればよいのですが、それはなかなか難しいのです。

できる仕事をできる範囲で

進路選択と同じように「やや楽な道」を選んで安定する例もあります。一般就労の就職活動をしたり、障害者就労を検討したのですが、どちらも本人のストレスが強かったため、考え直しました。

結果的に、学生時代に安定していたアルバイトを再開し、そこでまずは生活を安定させたのです。

COLUMN

当事者の活動拠点をつくる「ネスト・ジャパン」

余暇活動などを支援している

自閉症スペクトラムをはじめとする発達障害の子どもは、自分の特徴について正しい理解がなかなか得られず、苦しんでいます。

そこで、理解者を得るためのとりくみとして、当事者や支援者などが団体をつくっています。「NPO法人ネスト・ジャパン」はそのひとつで、発達障害の人の余暇活動などを支援する団体です。

小さなコミュニティに入り、そこを拠点に

ネスト・ジャパンのような団体に参加すると、そこが子どもと家族にとっての活動拠点になります。友達ができたり、信頼できる相談相手ができたりします。

「ネスト」は英語で「動物の巣」を意味する言葉。「入れ子の状態にする」という意味もあります。そのような拠点をめざしてつくられた団体なのです。

NPO法人ネスト・ジャパン

発達障害の人と家族を対象に、仲間づくりや余暇活動の支援、個別相談、学習会などをおこなっている。本書の監修者・本田秀夫が代表理事を務めている。

- ●発達障害の人と家族の拠点づくり
- ●発達障害に関する情報提供や啓発

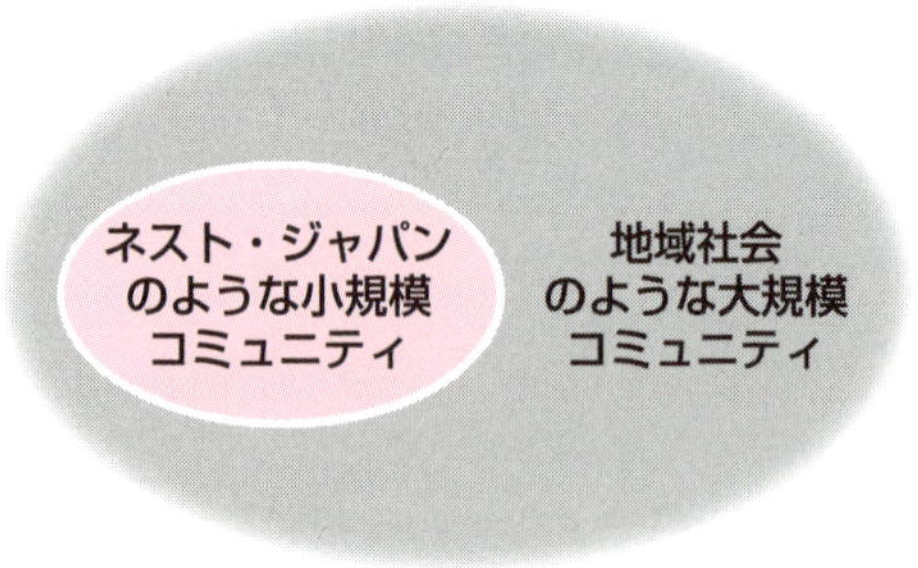

地域にも居場所があり、その中の小規模コミュニティにも居場所があるという「入れ子構造」なら、より安心できる。ネスト・ジャパンはその足場となっている

健康ライブラリー イラスト版

自閉症《じへいしょう》スペクトラムがよくわかる本《ほん》

2015年 6月10日 第1刷発行
2025年 4月 4日 第14刷発行

監 修	本田秀夫（ほんだ・ひでお）
発行者	篠木和久
発行所	株式会社講談社 東京都文京区音羽二丁目12-21 郵便番号 112-8001 電話番号 編集 03-5395-3560 販売 03-5395-5817 業務 03-5395-3615
印刷所	TOPPANクロレ株式会社
製本所	株式会社若林製本工場

N.D.C. 493 98p 21cm

ISBN978-4-06-259793-7

■監修者プロフィール

本田 秀夫（ほんだ・ひでお）

信州大学医学部子どものこころの発達医学教室教授。特定非営利活動法人ネスト・ジャパン代表理事。精神科医師、医学博士。

1988年、東京大学医学部医学科を卒業。同大学附属病院、国立精神・神経センター武蔵病院、横浜市総合リハビリテーションセンター、山梨県立こころの発達総合支援センター、信州大学医学部附属病院をへて、2018年から現職。日本自閉症協会理事。

主な著書に『自閉症スペクトラム　10人に1人が抱える「生きづらさ」の正体』（ソフトバンク クリエイティブ）など。

■参考資料

ローナ・ウィング著、久保紘章／佐々木正美／清水康夫監訳『自閉症スペクトル――親と専門家のためのガイドブック』（東京書籍）

サイモン・バロン＝コーエン著、水野薫／鳥居深雪／岡田智訳『自閉症スペクトラム入門　脳・心理から教育・治療までの最新知識』（中央法規出版）

本田秀夫／日戸由刈編著『アスペルガー症候群のある子どものための新キャリア教育――小・中学生のいま、家庭と学校でできること』（金子書房）

本田秀夫著『自閉症スペクトラム　10人に1人が抱える「生きづらさ」の正体』（ソフトバンク クリエイティブ）

『こころの科学』174号（日本評論社）本田秀夫編「特別企画　自閉症スペクトラム」

●編集協力　オフィス201
●カバーデザイン　松本 桂
●カバーイラスト　長谷川貴子
●本文デザイン　勝木雄二
●本文イラスト　植木美江

講談社　健康ライブラリー　スペシャル

発達障害がよくわかる本

信州大学医学部子どものこころの発達医学教室教授

本田秀夫　監修

発達障害の定義や理解・対応のポイント、相談の仕方、家庭と学校でできることを、基礎から解説。

ISBN978-4-06-512941-8

15歳までに始めたい！　発達障害の子のライフスキル・トレーニング

早稲田大学教育・総合科学学術院教授

梅永雄二　監修

健康管理、進路選択、対人関係など、10種類の生活面のスキルの磨き方。大人になってから困らないために、今から取り組もう！

ISBN978-4-06-259854-5

自閉症スペクトラムの子のソーシャルスキルを育てる本　幼児・小学生編

本田秀夫、日戸由刈　監修

幼児や小学生の時期に必要な基本中の基本スキルを紹介。子どもの特性に配慮し、生活の中で無理なく身につけよう。

ISBN978-4-06-259853-8

自閉症スペクトラムの子のソーシャルスキルを育てる本　思春期編

本田秀夫、日戸由刈　監修

思春期の基本スキルは相談と自己管理。とくに大事なのは「相談する力」。成人期に向けて親がサポートするコツも紹介。

ISBN978-4-06-259854-5

講談社　健康ライブラリー　イラスト版

登校しぶり・不登校の子に親ができること

中学校教諭・特別支援教育士　上級教育カウンセラー

下島かほる　監修

「休みたい」が増え始めた。原因は？　いつまで続く？　不登校の始まりから再登校までの対応策を徹底解説！

ISBN978-4-06-517116-5

学習障害(LD)がわかる本

気づいて、支えるために

信州大学学術研究院（教育学系）教授

高橋知音　監修

うまく読めない、書けない、計算できない……子どもの困りごと、苦手なことに気づいたら。

ISBN978-4-06-259413-4

子どものトラウマがよくわかる本

こころとからだ・光の花クリニック院長

白川美也子　監修

虐待、性被害、いじめ……過酷な体験が心に傷を残す。子どものトラウマの特徴から支援法まで徹底解説！

ISBN978-4-06-520432-0

LDの子の読み書き支援がわかる本

尚絅学院大学総合人間科学系教授

小池敏英　監修

ひらがな・カタカナ・漢字・文章……苦手はなに？　悩みにあわせて選べる12種類の支援法を紹介。

ISBN978-4-06-259807-1